Psychopathologie en Afrique /1

Sous la direction de
PR. MAMADOU HABIB THIAM
PR. OMAR NDOYE
PIERRE GEORGES DESPIERRE

Sous l'égide de l'IREP
Institut de Recherches
et d'Enseignement de Psychopathologie
Université Cheikh Anta Diop Dakar, Sénégal.

5-7, rue de l'Ecole-Polytechnique, 75005 Paris

http://www.harmattan.fr
diffusion.harmattan@wanadoo.fr
harmattan1@wanadoo.fr

ISBN : 978-2-343-06535-9
EAN : 9782343065359

Photo couverture *P.-G. Despierre*,
"Clinique de Guérisseur", sud Burkina Fasso.

Collection Psychanalyse et Traditions

Mamadou Habib Thiam et Omar NDoye

Université Cheikh Anta Diop, Dakar, Sénégal

L'ARGUMENT CULTUREL DANS LA THÉRAPEUTIQUE

PSYCHANALYSE ET TRADITIONS

*

A tous les pionniers du GRAPPAF
Aux Drs. Yves Kaufmant,
Anne-Marie Kaufmant son épouse,
et Claude Duprat psychanalyste.

*

LA RÉDACTION
Pierre Georges Despierre, psychanalyste et enseignant.

Secrétariat de rédaction
Anne Djamdjian,

Tél : +33(0)6 08 42 39 24
Courriel : GRAPPAF@wanadoo.fr

Remerciements aux contributeurs

Prof. Mamadou Habib Thiam,
Titulaire de la Chaire de psychiatrie, Chef de service et Directeur de l'IREP (Institut de Recherches et d'Enseignement de Psychopathologie), Université Cheikh Anta Diop de Dakar, Sénégal.

Prof. Papa Lamine Faye,
Chef d'unité au service de psychiatrie, Maître de Conférences agrégé, Université Cheikh Anta Diop de Dakar, Sénégal.

Prof. Omar NDoye,
Psychologue, Psychothérapeute, Maître de Conférences à l'Institut de Recherche et d'Enseignements de Psychopathologie, Université Cheikh Anta Diop de Dakar, Sénégal.

Prof. Michel Mboussou
Chef de service de Psychiatrie, Libreville, Gabon.

Dr. M. Camara
Chef de clinique service de psychiatrie hôpital Fann, Assistant à l'UCAD, Dakar, Sénégal.

Pierre Georges Despierre,
Psychanalyste, Enseignant au DER de Psychologie médicale à la Faculté de Médecine de Paris XII. Écrivain, Rédacteur de "Psychanalyse & Traditions", France.

Dr. Reine Dope Koumou
Psychiatre, Libreville, Gabon.

Dr Benjamin Bihabwa Mahano,
DESS de psychiatrie, Sénégal.

Dr. Nathalie Mbenda
DESS de psychiatrie, Sénégal.

Dr Ndongo Ndiaye,
Psychiatre hôpital Fann, interne des hôpitaux, Sénégal.

L'autre dans la pathologie en Afrique

Dr N. Ndiaye, Pr O. Ndoye, Pr P. L. Faye, Pr. M.H. Tiam

Introduction

Ce travail a été réalisé pour vérifier si la représentation culturelle des maladies mentales était toujours d'actualité chez les patients de la clinique psychiatrique de Fann. Il a aussi servi à comprendre le rôle de l'argument culturel dans la psychopathologie des troubles mentaux.
Ce travail de recherche a été fait au service de la consultation externe psychiatrique du centre hospitalier national universitaire de Fann de Dakar. Il a porté sur deux cas choisis de façon non probabiliste. Deux entretiens de 45 minutes, espacés de 15 jours, ont été tenus avec chaque patient.
L'étude a révélé que le culturel alimentait toujours le discours des patients. Aussi, elle a montré que la croyance aux objets culturels influençait l'éclosion des troubles mentaux. En outre, elle a permis de constater que l'argument culturel atténuait l'angoisse liée à la maladie mentale et donnait un sens à l'événement traumatique.

Mots clés : culture, maladie mentale, psychopathologie

Préface

L'Afrique de l'ouest, en particulier le Sénégal, a connu dans l'histoire, des bouleversements successifs : d'abord l'esclavage pendant trois siècles, ensuite la colonisation pendant un siècle et enfin le néocolonialisme. Ce dernier a marqué et continue d'influencer nos sociétés. Cependant, malgré ces nombreuses agressions, les cultures propres à notre pays ont, tant bien que mal survécu et colorent nos rites de passage du baptême à la mort. C'est dans ce contexte, sous le regard du colonisateur, que les premières ébauches d'une assistance psychiatrique occidentale s'étaient implantées entre 1938 et 1960 (Collomb, 1974).

Cette assistance consistait, d'abord, à enfermer les malades dans des centres asilaires sans soins médicaux et les garder, ainsi, loin des regards (Diop 1961- Collomb 1974).

Dans ces asiles étaient enfermés les malades qui échappaient ou résistaient au traitement traditionnel.

En effet, existaient déjà, des villages thérapeutiques où le malade, toujours accompagné de sa famille, bénéficiait de la pratique curative du guérisseur. Ce dernier appartient à la société dans laquelle il exerce. Ses actions thérapeutiques sont variées, elles sont représentées par des incantations, des infusions, des gris-gris, des rituels…

Elles visent les différents modèles interprétatifs de la maladie dans le groupe. Ainsi, son action est en accord avec les croyances du groupe qui lui voue confiance et adhère sans résistance à son traitement. Le guérisseur apporte ainsi une cause à la souffrance, laquelle, s'inscrit dans la culture et l'histoire personnelle du sujet. Il propose une solution qui ne « *bouche pas tous les trous du discours du patient* » (Y. Kaufmant 2001a).

Il réconcilie le sujet avec lui-même et son entourage à travers des rituels comme le *Ndoep*[1] au Sénégal (O.Ndoye 2010).
Depuis 1959 le premier centre psychiatrique occidental fut installé à Dakar plus précisément à Fann[2].
Cette structure sous l'impulsion d'Henri Collomb, professeur en psychiatrie, avait comme objectif de prendre en charge les malades mentaux, grâce aux techniques médicales occidentales. Rapidement, cette psychiatrie se rendit compte, à l'opposé de l'occident, de la fréquence des psychoses aigues et, d'un autre coté, de la rareté des psychoses chroniques en particulier la schizophrénie.
Henri Collomb à partir de théories psychosociales plus particulièrement évoquées dans la genèse des troubles mentaux, tenta d'expliquer ce phénomène par les relations étroites entre l'enfant africain et sa mère dans les premières années de sa vie. Un comportement qui s'oppose à ceux qui sont mis en cause dans la schizophrénie.
Henri Collomb remarqua aussi que l'homme africain vit en groupe au sein duquel les liens sociaux sont solides et font dire à certains que dans cette organisation le statut prime sur le sujet (Boussat 1976).
Le docteur Lambo, au Nigéria en 1954, avait étudié de près ce facteur social dans la société africaine et ceci avait abouti à la création des *Aro villages*[3] (collignon, 1983). De plus, l'importance des thèmes de persécution a été notée dans le délire de ces africains ; ce qui a poussé des auteurs, comme M. Diop (1964) à se pencher sur la signification et la valeur de la persécution dans les cultures africaines en général.
Pour lui, *« la persécution colore toute la psychiatrie africaine. Vécue, sur un mode délirant, interprétatif ou culturel, elle est explicative à tout*

---

[1] Chant et danse d'exorcisme pratiqués surtout par les Lébou
[2] Quartier situé à la proximité du centre ville de Dakar et abritant le centre hospitalier universitaire national
[3] Les patients sont suivis en hôpital du jour et passent le reste du temps dans une famille d'accueil des villages environnants, dans le souci de maintenir le tissu social du patient.

ce qui trouble l'ordre, désorganise les relations, atteint l'individu dans son être physique, mental ou spirituel. Elle est éprouvée par l'individu malade, proposée par sa famille ou son entourage, mise en forme par le guérisseur ou le marabout. »

La persécution s'exprime via trois systèmes de représentations : le maraboutage[1], le *rab*[2], la sorcellerie anthropophage[3], qui peuvent agir soit isolément, soit successivement, soit simultanément. En revanche, la rareté des thèmes d'indignité, d'auto-accusation, de culpabilité et d'incapacité a été remarquée. Ceci, a fait l'objet d'études précises par M. Diop (1961) dans la dépression du sujet noir africain.

La psychiatrie occidentale s'était aussi confrontée à la signification de la notion de délire.

Certains faits, parfaitement compris et expliqués dans la culture, pouvaient facilement être interprétés par une personne étrangère aux représentations culturelles, comme délirants. A ce sujet, il nous plaira de citer les travaux de P. Martino, A. Zempléni et H. Collomb sur le délire et les représentations culturelles (Martino, 1965). Ils explicitent, non seulement, la difficulté nosographique et les limites de la notion de délire auxquelles le psychiatre est confronté mais aussi, la conduite thérapeutique à suivre dans l'intérêt du patient et de la communauté. Ces mêmes difficultés nosographiques se retrouvent entre l'hystérie et la crise de possession (Collomb 1965a) aux cours des séances de *ndoep* : *« le symptôme hystérique a valeur de message individuel, venu de*

---

[1] Il peut être défini, schématiquement, comme une action magique motivée par l'action délibérée de nuire.

[2] C'est un existant non humain qui peut se matérialiser occasionnellement sous forme humaine ou plus volontiers animale. Un tronc ancestral, mythique, commun, l'unit au groupe.

[3] Les sorciers anthropophages appartiennent au groupe. Ce sont des individus que rien apparemment ne distingue des autres. Ils sont capables de quitter leur enveloppe corporelle. C'est sous cette forme désincarnée qu'ils se livrent à leurs activités anthropophagiques sur les autres individus du groupe.

l'inconscient par la chaine symbolique, la crise de possession a valeur de message social. Il y a déplacement du niveau individuel propre à l'hystérie au niveau social propre à la culture. »

Ces différentes observations font dire à Collomb (1966) que « *le symptôme ne prend de véritable signification que par rapport à un système culturel* ». Cette phrase met l'accent sur la nécessité pour le psychiatre d'acquérir des notions en ethnologie, en anthropologie et en sociologie, mais aussi, à travailler en collaboration avec ces différentes disciplines. C'est dans ce souci de collaboration, que ce psychiatre de Fann a côtoyé le guérisseur pour comprendre ses techniques mais aussi la représentation de la maladie mentale par la communauté autochtone (Auguin, 1976). Ici, le malade mental symbolise la manifestation de forces occultes, alors qu'en occident, dans l'imaginaire collectif, on attribut la folie à des traumatismes ou des chocs (Kaufmant A.-M. 2001b).

Ces particularités de la psychiatrie africaine laissent entrevoir toute la pertinence de l'ethnopsychiatrie.

Selon Marie Rose Moro « *le dispositif ethno psychiatrique permet de résoudre certaines difficultés méthodologiques quand à l'exploitation des données cliniques. Admettant des témoins par nature puisque se déroulant en groupe, l'ethnopsychiatrie permet de constituer des corpus thérapeutiques complets. Elle permet de montrer la représentation que le patient a de sa maladie et du thérapeute ainsi de mieux entrer en contact avec lui. Elle permet de mieux comprendre le discours du patient dont on ne partage pas la même culture.* » (1994)

Grâce à cette nouvelle vision, la culture a marqué ses empreintes dans le dispositif institutionnel de Fann. Parmi celles-ci nous citerons : l'accompagnant du malade [1] , l'ouverture du service au monde social environnant, le *pénc*[2], les repas communautaires[9], la construction de cases

[1] C'est un membre de la famille directe du malade qui accepte de séjourner à l'hôpital avec lui.

[2] C'est un moment d'échange entre le malade, l'accompagnant et le personnel soignant. Il dérive de l'assemblée de village dans la case ou sous l'arbre à palabre.

d'hospitalisations (Boussat1976–Collomb1974). Cependant, depuis quelques années, le *pénc* qui faisait la particularité de Fann, se fait rare. L'accompagnant qui était un proche du patient dans le souci de continuité du tissu social est aujourd'hui, souvent remplacé par une personne inconnue du malade, appelée "garde malade"[1].
Ainsi, l'impression la mieux partagée est que : à Fann, la démarche d'une psychiatrie africaine spécifique longtemps prônée par les fondateurs de l'école a pris un recul. De ce fait, 50 ans après les indépendances, et autant d'années vécues sous le néocolonialisme, la question qui préoccupe notre esprit est la suivante : la culture est-elle, actuellement, un argument thérapeutique à Fann ?
Notre hypothèse à cette question est que la culture continue à colorer le discours des patients et de ses proches. Elle sert, toujours, de base à la représentation des maladies mentales et oriente la demande de soins.
Pour étudier cette hypothèse nous déclinerons d'abord notre méthodologie, ensuite nous rapporterons nos observations qui seront discutées puis synthétisées et enfin une conclusion sera proposée.

Méthodologie

Pour apporter une réponse à notre hypothèse, nous nous sommes attelés à faire une étude sur deux observations de patients suivis à la consultation externe psychiatrique du centre hospitalier national universitaire de Fann. Un échantillonnage non probabiliste de deux cas, basé sur la richesse des tableaux cliniques, a été réalisé. L'un, enregistré sous le numéro du dossier 52483, a fréquenté le service pour la première fois au mois de novembre 2013 ; tandis que

[1] Comme son nom l'indique, c'est une personne n'appartenant pas au groupe familial du malade et acceptant, moyennant une rémunération, d'accompagner le malade en hospitalisation.

l'autre, était venu consulter en février 2014. Nous avons tenu avec chaque patient deux entretiens de 45 minutes espacés de 15 jours. Leur consentement a été requis pour la rédaction de cette étude et le respect de leur anonymat leur a été, aussi, garanti. Nous avons cherché, à travers les entretiens, à recueillir le discours des patients en mettant un accent sur l'aspect culturel. Ainsi, nous avons récapitulé les différentes interprétations traditionnelles des maladies mentales faites par le malade et son entourage. D'autres personnes dont l'implication dans le déroulement des faits ne faisait aucun doute, ont été aussi entendues.

Résultats et discussions

Observation Ada

Ada est un jeune homme de 25 ans, célibataire sans enfant, d'ethnie *pël* [1], de religion musulmane, professeur de collège, domicilié dans un village. Il parle couramment le pël, le wolof et le français. Il ne présente aucun antécédent psychiatrique et l'étude de son profil de personnalité ne révèle aucune pathologie. Son père est polygame à deux épouses, sa mère occupe la deuxième place. Ada est le cinquième d'une fratrie utérine de huit dont deux filles, le sixième d'une fratrie sanguine de douze. L'entente serait excellente au sein de cette famille qui partage de bons rapports avec le reste du village.

Le développement psychomoteur de Ada s'est bien passé. Il a été éduqué par ses deux parents. Sa scolarisation avait débuté à l'âge de six ans. Après avoir obtenu son certificat de fin d'études élémentaires, il partît dans une commune chez un ami à son père pour poursuivre ses études.

---

[1] Ethnie présente au Sénégal et dans presque tous les pays de l'Afrique de l'ouest.

Il y restera jusqu'à l'obtention de son baccalauréat. Cependant, à chaque période de vacances, il partait chez lui au village. Avec le baccalauréat, il s'inscrit au département d'espagnol de l'université de Dakar. Après deux ans, il parvint à obtenir son diplôme d'études universitaires générales. Puis deux années suivantes ne lui permirent pas de réussir la licence. Il se présenta au concours d'entrée à l'école normale supérieure et le réussit. A ce sujet, Ada nous disait : *« j'ai toujours aimé l'enseignement ; à l'école primaire, lorsque notre maitre nous demandait la profession que nous aimerions embrasser dans le futur, je répondais inlassablement : enseignant. »*

A l'université, Ada était le président de l'association des élèves et étudiants ressortissants de son village. Son engagement dans cette association était connu dans le village. Pendant ses vacances, il était souvent invité dans plusieurs concessions à prendre le repas. Aussi, il nous a confié que, dans cette contrée, il est le premier, parmi ceux de sa classe d'âge, à devenir fonctionnaire de l'Etat. A la fin de son examen final à l'école normale, en août 2013, Ada s'était rendu en vacances dans son village. Là-bas, une histoire se racontait de bouche à oreille et de génération en génération. Elle stipulait que des personnes trouvaient la mort dans un délai de 15 jours après avoir ingéré un aliment (*ñam*[1]) préparé par un ennemi. Cet aliment provoque des douleurs abdominales avant d'entrainer la mort. En novembre 2013, Ada prit fonction dans un collège du département de Fatick où il a été affecté.

Ada est venu de lui-même à la consultation externe psychiatrique de Fann, en avril 2014, soit 8 mois après le début de sa symptomatologie, pour une insomnie, une angoisse et des pensées noires. Le début de ses troubles remonterait au mois d'août 2013, une semaine avant la délibération des résultats de son examen final.

---

[1] C'est un aliment, représenté le plus souvent par les mets du village, que rien ne distingue apparemment des autres mais qui est imbibé de pratiques mystiques capables de donner la mort.

Il avait une insomnie d'endormissement, se demandait s'il allait réussir ou pas. Les résultats sortirent, il fut déclaré admis. Il se soulagea un peu, mais, sans retrouver totalement son sommeil. Il se rendit, ainsi, en vacances dans son village natal. Une semaine après, il souffrait, en plus, de douleurs abdominales, de gargouillements, d'alternance de diarrhée et de constipation. Devant ce tableau, il fit vaguement le lien entre ses troubles digestifs et l'histoire du *ñam* de son village. Il consulta, ainsi, dans un centre de santé où, après un examen clinique et paraclinique ayant permis de poser le diagnostic de colopathie fonctionnelle, un traitement médicamenteux fut prescrit. Parallèlement, Ada consulta un marabout :

– *J'étais parti voir un premier marabout, dans mon village, qui m'avait dit que c'était un ñam que j'avais avalé. Il ne m'avait pas précisé le coupable et moi je n'avais aucun soupçon car je m'entendais avec ma famille et le reste du village. Le marabout m'avait remis une décoction pour me protéger et que je devais boire. Depuis, j'ai développé des peurs subites accompagnées de palpitations et de polypnée. Je croyais que j'allais mourir car j'étais victime du ñam. Après 45 jours, mes troubles persistaient. J'étais maintenant envahi par une pensée qui me disait : si tu ne peux plus enseigner mieux vaut que tu te suicides. Le second marabout que j'avais consulté m'avait dit que j'étais victime de cat* [1]*, de làmmiñ* [2] *ainsi il m'a remis du saafara*[3]*. Il m'avait aussi dit que le ñam dont j'étais victime n'était pas trop dangereux ; car s'il l'était j'aurais dû mourir avant 15j.*

A la suite de ces traitements, Ada se sentait mieux et ses vacances étaient terminées. Il parvenait à dispenser ses cours, mais, une fois qu'il se retrouvait seul, la pensée qui

[1] Le *cat* est souvent synonyme de *làmmiñ.* Il regroupe l'ensemble des mauvaises paroles capables d'anéantir toute réussite. Le cat provient d'une langue jugée dangereuse d'une tierce personne.

[2] Il signifie la langue comme organe anatomique, mais, ici, il est utilisé comme synonyme de *cat.*

[3] C'est un liquide doté de propriétés mystiques de guérison. On peut, le boire, se laver avec, ou s'en enduire.

l'envahissait, revenait inlassablement. Devant ce tableau, Ada décida de venir chercher de l'aide à l'hôpital de Fann le 02/04/14. Son examen psychiatrique avait souligné une lutte anxieuse contre une pensée obsédante : « *va te suicider si tu ne peux plus enseigner* », et une insomnie d'endormissement mal supportée. Le diagnostic retenu fut : trouble obsessionnel compulsif.

Commentaire

Au Sénégal, les villages sont encore des vitrines de la culture locale, malgré la forte avancée de la culture occidentale dans le pays. Ada, par ses nombreux séjours dans son village, semble avoir gardé les liens avec ses origines. De plus, la langue (*pël*), qui occupe une part importante dans la culture, a d'avantage rattaché Ada à ses origines culturelles. Par ailleurs, Ada a été instruit à l'école française et parait être partagé entre deux cultures. Ce partage se reflète dans son itinéraire thérapeutique qui oscille entre le traditionnel et le moderne. Au Sénégal, toute réussite est susceptible d'attirer de la jalousie, de la persécution (Diop 1964). C'est pourquoi, on évite d'énumérer ses biens, de quelque nature que ce soit, en public.

Si un tiers dévoile un bien d'autrui, ce dernier ne manque jamais de lui dire : *kaar* [1] pour chasser le mauvais sort que les propos pourraient attirer sur lui. Cette idée africaine de la jalousie suscitée par une ascension sociale équivaut tout à fait à ce qui, en Europe, pousserait un sujet à penser qu'il n'est pas convenable (*ça ne convient pas*) d'avoir un succès devant de plus âgés ou de plus méritants. Ada en venant en vacances, auréolé de son titre d'enseignant, avait réussi à atteindre son objectif. Il est le premier, comme il dit, de sa classe d'âge, à

---

[1] Expression souvent utilisée pour annuler le mauvais sort qui aurait attiré les paroles d'un tiers. On l'utilise juste après qu'un tiers ait énuméré nos biens (quelque soit sa nature).

devenir fonctionnaire. Ainsi, dans sa communauté, il se dit susceptible d'être victime de jalousie, de persécution. Dans ce contexte, ses symptômes digestifs sont vite vécus dans un registre persécutif et sont mis en rapport avec le *ñam*. Ceci a déclenché une peur. Le premier marabout, ayant confirmé ses craintes, l'angoisse de mort est devenue incontrôlable, proportionnelle au risque fantasmatique encouru, malgré la décoction remise par le marabout. Ce dernier semble avoir précipité les troubles de Ada. Son angoisse montre à quel point il accorde de la valeur à la représentation du *ñam*. Ada lutta contre l'angoisse de mort, par ses mécanismes de défense dont le refoulement. L'échec du refoulement aurait laissé libre cours à une angoisse secondairement liée, par un déplacement, au métier d'enseignant qui revêt une grande importance. Puis, Ada entama une nouvelle lutte dans laquelle, par une annulation, la peur de perdre son travail est remplacée par : *si tu ne peux plus enseigner mieux vaut te suicider,* d'où l'apparition de son trouble obsessionnel. Son deuxième marabout a expliqué ce tableau par le *cat*. Le *cat*, souvent attiré par l'attention d'autrui, a comme cible une personne en ascension sociale ou ayant une réussite sociale accomplie. L'explication du second marabout pourrait être facilement acceptée par Ada qui est, d'une part proche de sa réussite professionnelle (synonyme d'un avenir social radieux dans la société sénégalaise) et d'autre part, très attaché à sa culture. Le dernier marabout a aussi apaisé la crainte de Ada par rapport au *ñam,* en minimisant sa dangerosité de par le dépassement du délai de mort de 15 jours. L'angoisse de Ada liée au *ñam*, sous l'œil d'une personne étrangère à cette culture, peut facilement passer pour un délire (Collomb 1964). *L'interprétation du moindre inconfort et du moindre dommage physique en fonction des représentations culturelles prend l'aspect pour l'observateur occidental du délire paranoïde* (Collomb 1966). Après une lecture de ce cas nous nous sommes demandés si les troubles seraient survenus si Ada ne croyait pas à la représentation culturelle du *ñam ?*

Tobie Nathan dans *l'influence qui guérit* affirme qu'il existe chez l'être humain deux systèmes : l'un externe représenté par la culture et l'autre interne représenté par le psychisme (Nathan, 1993a). Il nous apprend, ici, qu'on ne peut pas mener une thérapie psychologique en tenant simplement compte du fonctionnement psychique et en ignorant l'influence culturelle de l'individu. Ces deux systèmes travaillent en inter relation. Ce point de vue a d'abord été soutenu par Dévereux dans son livre *Essai d'ethnopsychiatrie* (Dévereux, 1983). Cela indique que Ada ne serait (peut être) pas malade s'il ne croyait pas à la représentation culturelle du *Niam.* Abdessalem disait que la nourriture représente un support incontournable des pratiques de sorcellerie et de magie (Abdessalem, 2001). *« Le don de nourriture interroge, il inquiète, rappelle qu'au-delà de la chose il y a tout l'univers de symboles qu'il porte et qui reste à déchiffrer grâce à l'accès aux codes et à l'alchimie des liens intersubjectifs. »*

Ada a fait un lien entre ses troubles et les repas pris dans les autres maisons du village. Par contre, un étranger à cette représentation culturelle pourrait, simplement, attribuer ces troubles à un dysfonctionnement organique qu'un traitement médical pourrait (peut être) bien guérir.

En Afrique où l'expression orale domine celle écrite, dans chaque famille, durant les clairs de lune, les anciens racontaient des contes aux plus jeunes (Thomas, 1969). Parmi ces contes, certains attiraient l'attention des enfants sur la présence de forces mystiques, parfois nuisibles, auxquelles ils devraient prendre garde. L'attachement et l'identification aux parents font que leurs paroles sont acceptées puis introjectées par les enfants. Ces contes participent à ce que Nathan appelle *La fabrication culturelle des enfants.* Ce qui explique en partie la croyance aux objets culturels. Cette croyance se lit dans les travaux de Kaufmant sur *la médecine africaine médecine des mots* (Kaufmant Y., 2002). Ici, l'auteur rapporte un cas de stérilité masculine qui était survenue car la victime a été maudite par son père ; parce qu'elle s'était mariée contre l'avis de son géniteur. Au Sénégal, dans l'imaginaire collectif, lorsqu'on est amené à manger en public, on est tenu de réciter quelques paroles pour se protéger d'un éventuel mauvais sort. En outre, lorsqu'on reçoit un cadeau de nourriture, on prend soin d'y verser de l'eau pour chasser un mauvais sort avant toute consommation. Ces exemples ne font qu'illustrer, encore une fois, toute la peur liée à la nourriture.

Observation Moussa

Moussa est un jeune homme de 29 ans, musulman, sans profession fixe. Il a d'abord été apprenti électricien, puis commis au port, ensuite marchand à la sauvette. Moussa est le cadet d'une fratrie utérine de quatre. Sa grande sœur vit aux Etats Unis et ses deux grands frères en Hollande et en Espagne. Il a aussi une demi-sœur paternelle. Moussa a eu un bon développement psychomoteur. Il a été éduqué par ses deux parents qui habitaient à Dakar dans une maison louée. Son père est wolof et sa mère lébu. Ses deux parents, actuellement à la retraite, étaient fonctionnaires de l'état.
Son père avait deux épouses. Cependant, au neuvième anniversaire de moussa, il était divorcé d'avec sa mère qui était retournée avec son fils cadet chez ses parents qui habitaient le même quartier. Depuis 2006, ayant terminé la construction de sa propre maison, la mère de Moussa s'y est installée avec son fils cadet. Son père, quant à lui, habite actuellement dans sa maison située dans la banlieue dakaroise. Moussa a été scolarisé jusqu'en quatrième au collège. Il entretient de bonnes relations avec ses deux parents. Il avoue avoir été choyé par ses parents et ne manquait de rien. Jusqu'à nos jours ses deux parents lui viennent en aide financièrement ; une situation qu'il juge gênante, car selon lui c'est maintenant à son tour de les aider et non l'inverse. Il partageait de bonnes relations avec sa grande sœur. Cette entente, contraste avec les rapports

conflictuels qu'il partageait avec ses deux frères. Moussa leur reprochait de l'avoir abandonné. Il voudrait que ses frères l'aident à voyager ou à défaut lui offrent un financement pour mieux mener ses activités commerciales. Mais au lieu de l'aider ils n'avaient pas confiance en lui et ne rataient jamais l'occasion pour le critiquer.

– *je ne les comprends pas. Si j'étais à leur place je me battrais pour les aider, mais eux manquent de confiance en moi et ne font rien d'autre que me critiquer. Même mon père m'a demandé de ne plus compter sur eux. Une fois, mon frère aîné avait envoyé un container de motos à Dakar, et au lieu de me confier la gestion de cette marchandise il a préféré la donner à mon père qui est vieux et se déplace difficilement alors que tout le monde reconnait mes qualités de commerçant.*

Moussa est marié, monogame, depuis 2002 et père de trois enfants. Entre lui et son épouse règne une harmonie. En septembre 2013, un de ses amis nommé Doudou, qui travaillait dans une société minière installée à Kédougou, une région aurifère du Sénégal oriental, vint en vacances à Dakar. Il proposa à Moussa de repartir avec lui dans cette région afin d'y trouver un travail. Moussa accepta la proposition et ils partirent ensemble en octobre 2013. A son arrivée, Moussa s'était installé dans un village du nom de Tenkhoto séparé de 80 kms de celui où habitait son ami Doudou. Son village d'accueil était composé essentiellement de cases à l'exception de la maison qui l'avait accueilli et qui appartenait à George, un orpailleur, qui était un homme marié, monogame, mince et de taille moyenne. Il portait des gris-gris sur ses deux avant-bras et sa ceinture et était originaire de la Casamance. Des rumeurs circulaient sur sa participation à la rébellion. Malgré qu'il n'eût rien d'un monstre physique, il était craint. Dans sa maison, était implanté un bar et des *xàmb* [1]. Moussa partageait sa chambre avec un jeune dakarois, d'ethnie *mankaañ* [2], nouvellement

---

[1] Autel des esprits ancestraux, situé à l'intérieur de la concession familiale (Ortigues MC, 1967).

[2] Ethnie originaire du sud ouest du Sénégal et de la Guinée Bissau

arrivé dans le village. Ils avaient loué la chambre à 40 dollars une faveur que leur avait faite George car les autres locataires payaient 50 dollars la chambre.

A leur arrivée, les entreprises minières étaient dans une période de basse production et employaient peu de personnel. Par conséquent, Moussa et son colocataire n'ont pu trouver du travail dans ces usines. Cependant, Ils gagnèrent rapidement la sympathie de George qui les intégra rapidement dans ses affaires.

Les deux colocataires travaillèrent ainsi dans les chantiers de George. Leurs activés favorisèrent leur rencontre avec d'autres personnes et ils apprirent à travers ces gens beaucoup d'histoires du village. On racontait que dans ce village existait un *rab* du nom de *Dialan* qui indiquait aux populations l'emplacement de l'or moyennant des sacrifices humains. Le sujet de sacrifice devrait nécessairement être un étranger. On racontait aussi que deux individus ont été retrouvés morts dans des chantiers et auraient été victimes de sacrifice. A l'approche du démarrage de la grande saison dans les usines, beaucoup de monde coutumier du travail dans les sociétés minières convergea vers le village. Les histoires du *Dialan* allèrent bon train. Les industries recrutèrent des ouvriers, mais du fait du nombre important de la demande, Moussa n'y avait que trois jours de travail hebdomadaire. Le reste des jours de la semaine il continuait ses activités dans les chantiers de George. Cependant, il avait commencé à avoir peur à cause des nombreuses histoires du *Dialan*. Il se disait que s'il devait y avoir sacrifice, ce serait certainement lui ou son colocataire qui devrait être choisi car ils étaient les seuls véritables nouveaux. Quelques jours passèrent, et son colocataire fut rappelé par ses parents à Dakar. A ce moment-là, la peur de Moussa était devenue intense car se disait-il : _ *Je suis dorénavant le seul nouveau du village donc le plus prompt à être éventuellement sacrifié. Les parents de mon ami ont fait appel à lui car ils ont appris les nombreuses histoires.*

De plus, dans l'imaginaire collectif, les làkk-kat [1] *ont des pouvoirs surnaturels ; donc si ses parents ont rappelé leur fils, ils ont du lire le danger que courrait ce dernier.*
A l'issue de ses nombreuses pensées, sa peur grandissait. La confiance que lui vouait George l'effrayait de plus en plus. Les nuits, il ne dormait plus assez, se réveillait au moindre bruit. Il entendait des cris de souffrance d'êtres humains et lorsqu'il faisait part de ses expériences nocturnes aux autres, la réponse était unanime : personne n'a rien entendu. Ces cris prononçaient le nom de George. Moussa sentait une odeur bizarre chaque fois avant d'entendre les bruits. Il téléphonait de temps en temps à ses parents pour leur faire part de sa peur et leur manifestait son désir de rentrer à Dakar. Ces parents tentèrent de le rassurer, mais la peur ne le quitta point. Sa mère nous confia : « *nous croyions que Moussa racontait ces histoires uniquement pour revenir à Dakar car il est paresseux.* » Sa consommation de tabac augmentait. Il n'avait plus confiance en personne. Il prit la décision de s'armer avec un poignard pour dit - il, se donner la mort, au cas où il devra être sacrifié, afin d'échapper à la douleur du sacrifice et non à cause d'un désir de mourir.
Un jour, la maison de George était animée. Moussa était assis dans sa chambre, sa porte entrouverte. Il apercevait des gens murmurer en regardant sa porte. Ceci exacerbait sa peur. Ce jour, trois gendarmes étaient venus faire une visite de contrôle dans le domicile de George. La présence des ces forces de l'ordre inquiéta davantage. Moussa les soupçonnait de comploter avec George pour le kidnapper et le sacrifier. Devant tous ces indices, Moussa ferma sa porte, prît son téléphone et appela sa mère. Il lui dit qu'il allait se suicider car il courrait un risque imminent d'être sacrifié. Face à la détermination de son fils, sa mère lui demanda de passer le téléphone à la femme de George. Elles avaient fait connaissance par téléphone. Elle expliqua à la mère de

[1] Terme servant a désigné tout individu qui s'exprime dans une langue locale méconnue par le grand public.

Moussa que la maison était calme et que son fils ne courrait aucun risque et rendît le téléphone à son propriétaire. Moussa et sa mère continuèrent leur discussion ; elle lui fît le rapport de sa récente discussion téléphonique. Mais c'était peine perdue car ses propos étaient loin de rassurer Moussa ; au contraire, ils renforcèrent chez lui l'hypothèse du sacrifice. Quelques minutes plus tard, la femme de George vint taper à la porte de Moussa et lui demanda d'ouvrir. Moussa lui opposa un refus catégorique. Elle mesura la gravité de la situation et alerta son mari et les gendarmes. Ainsi, ils vinrent tous devant la porte de Moussa et lui demandèrent d'ouvrir. Mais rien n'y fit, Moussa ne changea pas sa décision et menaça de se trancher la gorge si toutefois quelqu'un venait à franchir la porte. Pendant tout ce temps, son poignard en main était bien placé sur sa gorge. Enfin, il proposa une condition pour ouvrir la porte : celle d'appeler son ami Doudou qui l'avait convaincu de venir travailler à Kédougou. En effet, en ce moment-là, c'est seulement en lui qu'il avait confiance.

Cependant, ceux qui étaient venus taper à sa porte ne prêtèrent guère attention à cette proposition. Un des gendarmes fît le tour de la chambre, arriva à la fenêtre et la défonça. Moussa exécuta sa menace. Il se trancha la gorge et s'évanouit. Il fut, aussitôt, évacué au centre de santé de Kédougou où les premiers soins furent administrés. Ensuite, le lendemain, le 25/11/2013, il fut transféré à Dakar à l'hôpital général de Grand Yoff. La prise en charge était poursuivie. Vingt-quatre heures après, Moussa et sa femme, munis d'un bulletin de référence où étaient mentionnés : prise en charge d'un suicide manqué, ont été reçus à la consultation externe psychiatrique de Fann.

Auparavant, sa mère était partie consulter son marabout *chérif*[1]. Ce dernier lui avait simplement dit que ce n'était rien de grave. Il lui avait remis un liquide que Moussa devait

---

[1] Descendant du prophète Mohamed

boire et enduire sur son corps, une fois par jour pendant trois jours. Son examen avait retrouvé un syndrome anxieux et un syndrome délirant à mécanisme interprétatif, à thème de références, mal systématisé en secteur, sans adhésion forte ni réaction. Le diagnostic de bouffée délirante en phase de guérison fut évoqué. Son traitement était composé de benzodiazépine 20mg par jour et de psychothérapie de soutien. Vingt jours passèrent, et son état mental était devenu stable.

Commentaire

Moussa présente des relations conflictuelles avec ses deux frères. La fratrie est la cellule élémentaire dans laquelle se constitue la relation de groupe ; cette première expérience influence la future vie groupale. Il semble que chez le garçon, en particulier, le conflit œdipien se déplace de la lignée à la fratrie. Le rival n'est plus le père mais le ou les frères (Collomb, 1964a). Cette théorie parait se vérifier ici avec les nombreux conflits qui opposent Moussa avec ses frères. Pour mieux comprendre la revendication de Moussa il faudrait saisir le fonctionnement dynamique de la famille africaine. Cette dernière est très large et peut regrouper plusieurs générations. Dans cette organisation le tissu social est dense, serré et le statut primordial (Boussat, 1976). En dehors du respect mutuel, chaque membre de la famille a des obligations de soutien économique envers l'autre moins nanti même si celui-ci est majeur. L'aide qu'on doit apporter à son frère est obligatoire au risque d'être la cible de vifs reproches de la part du groupe. La revendication de Moussa peut s'inscrire dans ce contexte. Ses difficultés financières ne viennent pas de lui mais proviendraient des autres qui ne l'ont pas aidé à voyager ou à financer ses projets de commerce. Cette relation de dépendance reste dans la logique solidaire de la famille. C'est le cas, lorsqu'une personne assure toutes les dépenses relatives aux festivités de mariage d'un frère ou d'un fils et ensuite s'occupe du loyer, de la nourriture, de la santé du nouveau couple et de leurs progénitures. Dans la société africaine, on reste toujours sous la protection parentale tant qu'on n'a pas les moyens économiques de s'autonomiser. Moussa vit jusqu'à présent, avec sa famille, sous le toit de sa mère. Ailleurs, cette revendication pourrait avoir un autre sens qui ferait porter à Moussa le chapeau d'une personnalité dépendante. Ce diagnostic se justifierait par sa recherche permanente du soutien des autres, sa peur de séparation d'avec ses parents et sa faible estime de soi. Néanmoins, il faut noter que la situation de dépendance de Moussa a peut être fait dire à sa mère qu'il était paresseux. Ceci, signifierait que la position de Moussa gênerait sa mère. En effet, de nos jours, la société est de moins en moins solidaire et s'individualise de plus en plus à l'image de l'occident. Moussa a été déçu par le manque de réaction positive de ses frères dans le sens qu'il souhaitait. Cette déception est d'autant plus grande que Moussa, qui espérait une vie meilleure à l'étranger, se bat tous les jours pour nourrir sa famille.

C'est un sujet déçu, en proie à des difficultés économiques, à qui on a manqué de confiance, qui s'est rendu à Kédougou loin de ses liens sociaux. Moussa s'était retrouvé aux milieu de cases et face à une langue étrangère. A Kédougou on se sent vite étranger lorsqu'on ne s'exprime pas en *malinké* ou en *pël*. Ces perturbations sociales nous rappellent la phrase de Collomb : *le symptôme est l'expression d'un malaise […] conséquence de la perte de la position de l'individu dans le groupe familial ou social : il a une signification sociale* (Collomb, 1977).

Moussa nous a semblé émerveillé devant l'arsenal mystique de George et son autorité. La responsabilité que ce dernier avait portée sur sa personne lui avait fait peur. Comment quelqu'un, qui n'a jamais gagné la confiance de ses proches, pouvait, subitement, accepter la confiance venant d'un tiers sans se poser de questions ? Ses frères n'ont jamais eu foi en lui. Il avait perdu l'habitude d'être responsabilisé. C'est tout naturellement que l'assurance, que George manifestait à son égard, suscitait chez lui des interrogations avant de lui faire peur. Cette peur, combinée aux ambitions de George essentiellement centrées sur l'exploitation de l'or et son aspect mystique ont vite conduit Moussa à identifier George comme un potentiel persécuteur. Collomb dans *psychiatrie et culture* disait que la bouffée délirante était facilitée par un environnement menaçant ou inhabituel (Collomb, 1966). Au Sénégal, dans l'imaginaire collectif, les *làkk-kat* sont réputés être doués d'un pouvoir mystique. A Dakar, les *làkk-kat* sont appelés ainsi car ils s'expriment dans une langue, le plus souvent, incomprise par le grand public. Son colocataire *Mankaañ* est *làkk-kat* de même que George. Raison pour laquelle, le rappel de son ami par ses parents avait suscité tant d'interrogations chez Moussa. L'or, au Sénégal, est dans l'esprit collectif *le bien du diable*. Il faudrait donc une préparation mystique avant d'aller à sa recherche. Le *Dialan* vient renforcer le mythe au tour de l'or.

Dans la classification symptomatique de Zempléni, les sujets en proie à des peurs extrêmes sont interprétés comme des individus qui ont perdu leur *fit* [1], lequel est emporté par le *dëmm* [2] (Schurmans, 1971); ainsi ces sujets sont classés parmi les victimes de *dëmm*. Ici, il n'en est rien, l'hypothèse du *dëmm* n'a été nullement émise, du moins par le *chérif*. Ce cas confirme, comme l'avait déjà dit Moussa Diop, que ces tentatives de classification ne résument pas toutes les formes d'interprétation et de représentation des maladies mentales en Afrique (*ibid*). Pour trouver de l'or, il faudrait faire des sacrifices au *Dialan*. Les sacrifices sont fortement répandus en Afrique. Les animaux sont régulièrement sacrifiés lors des cérémonies divinatoires (*xoy* [3]), thérapeutiques (*N'doep*) et

---

1 Fit= force vitale (Diop M, 1964)

2 Ce mot signifie anthropophage dans la langue wolof.

3 Cérémonie divinatoire annuelle pratiquée par une ethnie du Sénégal nommée sérère

religieuses (mariage). Dans le passé (Collomb, 1977), les sacrifices humains étaient pratiqués pour chasser le malheur (épidémies, sécheresse, manque de vivres...). Aujourd'hui, des rumeurs de sacrifices humains continuent à alimenter l'actualité. Elles prennent source sur des faits concrets : des malades mentaux sont récemment retrouvés tués et mutilés, leurs organes génitaux emportés. Ces faits se sont déroulés dans une région non loin de Kédougou. Ce qui voudrait dire que le sacrifice humain est encore présent dans l'esprit collectif africain. Cette croyance a fait peur au groupe des étrangers et Moussa semble être le reflet de cette peur. Il porte le symptôme du groupe. Ceci est d'autant plus probable que ses symptômes ont évolué parallèlement à la durée de séjour dans le groupe (Collomb1966). En effet, son tableau psychopathologie s'était amélioré lorsqu'il a été évacué sur Dakar et sans un traitement neuroleptique. Cependant, il faudrait souligner l'apport du *chérif* qui a réussi à dédramatiser la situation et à rassurer l'entourage immédiat de Moussa. Le Sénégal compte 90% de musulmans et la religion interdit certaines pratiques mystiques. Une grande majorité de familles se tourne pour ce type de maladie, vers le *sërin̄* qui utilise le coran pour guérir.

Synthèse

Aujourd'hui, au Sénégal, malgré l'avancée massive de la médecine moderne et le taux galopant de la scolarisation, le culturel continue à alimenter les représentations des maladies mentales. Nous remarquons, dans cette étude, que chez le villageois comme chez le citadin, chez l'intellectuel comme la personne non scolarisée, la culture occupe une part importante dans la représentation des maladies mentales.

En Afrique, en général, et au Sénégal en particulier, l'individu vit en groupe dans un tissu social dense, dans lequel la maladie concerne tout le système (Boussat, 1976). Même chez un sujet acculturé, lorsqu'une maladie mentale surgit, une demande de soins traditionnels est formulée, par le sujet directement concerné ou, par les membres du groupe. « *Tous les malades ont, à un moment ou un autre, c'est-à-dire avant la première consultation psychiatrique, pendant ou après le suivi psychiatrique, consulté ou suivi un traitement chez le tradithérapeute.* » (Seck 1986). La demande de soins en santé mentale est double ; elle est, d'une part, moderne et d'autre part traditionnelle. Cependant, le guérisseur, une fois consulté, confirme ou infirme l'hypothèse mystique avancée par le sujet ou son groupe et réoriente la demande de soins.

Dans cette étude, nous apprenons, aussi, que le symptôme physique ou psychique peut avoir une signification culturelle et faire l'objet de soins traditionnels. En outre, la persécution décrite par Diop (1964) comme fréquente dans psychiatrie africaine, colore toujours le tableau clinique des malades. Elle est attirée par la réussite sociale, et la popularité. L'étiologie de la maladie vient de l'autre. Ce qui faisait dire à Collomb (1966) qu'en psychiatrie africaine, l'observation devrait se déplacer du sujet vers le groupe pour permettre de saisir la genèse des troubles qui est périphérique à l'individu.
En Afrique, plusieurs objets sont investis de pouvoir mystique (*ñam*). Cet investissement leur octroie une signification particulière. La croyance à ces objets culturels (*Ñam, Dialan*) influence l'éclosion des troubles mentaux Ainsi, ils sont utilisés dans la théorie étiologique traditionnelle des maladies mentales. Le *ñam* chez Ada, et le *Dialan* chez Moussa ont, dans une certaine mesure, favorisé la survenue des troubles. Ce travail montre, aussi, que le caractère large et élargi de la famille africaine est toujours d'actualité. Cependant la solidarité entre les membres parait moins réelle. Il nous apprend, également, que la croyance mystique, au Sénégal, est toujours vivante. Elle décore l'intérieur des maisons (*xàmb*), accompagne les activités professionnelles et côtoie la religion.

Certaines considérations placent des ethnies dans des positions particulières qui peuvent générer des interrogations qui influencent les rapports interhumains et par conséquent favorisent des troubles mentaux. Le marabout, par son action, peut soulager la souffrance du malade et de son entourage en proposant des actes thérapeutiques comme : le *saafara*, les incantations, le *listixaar*[1]… Ces derniers visent directement les étiologies traditionnelles des maladies mentales. Ils permettent de mettre à distance l'agresseur. Le cas de Moussa illustre à quel point une simple mise à distance de l'agresseur peut améliorer la santé mentale du malade ; l'éloignement du milieu anxiogène a permis de réduire la souffrance. Par contre, le marabout peut être l'élément précipitant des troubles mentaux si son intervention confirme les craintes du malade ou de son entourage sans pour autant qu'il ait proposition d'une solution efficace. Ces différents enseignements recueillis à travers cette étude, nous amènent à réfléchir sur comment la croyance culturelle intervient dans la psychopathologie des maladies mentales.

L'histoire de la santé mentale s'était déroulée en occident avec beaucoup d'angoisse. Cela a conduit au déni de la maladie mentale, donnant naissance à l'antipsychiatrie.

La maladie mentale faisait peur. C'est pourquoi, avec l'aval de l'autorité publique, des mesures visant à placer le malade mental loin des regards ont été prises. Parmi celles-ci nous citons l'asile psychiatrique, la contention physique. Ces mesures avaient contribué à l'aliénation du malade mental. Aussi, elles reflétaient toute la difficulté dans la recherche psychopathologique de la maladie mentale. Cette situation, contrastait avec le vécu du malade mental africain. La place de celui-ci était définie dans le tissu social du groupe (Collomb, 1974 - Boussat, 1976). Grâce aux croyances traditionnelles, son comportement était compris et son

1 Voyance

traitement établi. Cette comparaison permet de remarquer que l'angoisse qui accompagne la maladie mentale est nettement plus élevée en occident qu'en Afrique plus précisément au Sénégal. Notre analyse, pour apporter une réponse à la question précédemment posée, a tenté d'expliquer le lien entre cette tolérance de la maladie mentale au Sénégal et la culture.

La rencontre avec *l'autre* est traumatique, disait Nathan dans *L'influence qui guérit.* Ici, l'autre est la maladie mentale. Le traumatisme né de la rencontre génère de l'angoisse. Le sujet, en proie à l'angoisse, cherche à comprendre ce qui lui arrive. Il convoque sa banque de données cérébrales pour donner un sens à ce qui lui arrive.

Ce processus se fera par la voie thalamo-corticale. Elle est régulatrice de la voie thalamo-amygdalienne, sous corticale, génératrice de la réponse émotionnelle (Salmona, 2008). Dans cette quête de sens, les représentations traditionnelles apportent une réponse à l'équation du sujet ; ainsi, la réponse émotionnelle est partiellement inhibée.

Ce faisant, nous pouvons dire que les représentations traditionnelles des maladies mentales luttent contre l'effraction psychique secondaire à la stimulation continue et incontrôlée de la voie thalamo-amygdalienne. Elles participent à donner un sens à l'événement traumatique. Ces représentations se rapportent, souvent, à l'étiologie du trouble qui est souvent extérieure au sujet (Schurmans, 1971). Le marabout donnera une forme à cette dernière (Diop 1964) et proposera un moyen de la combattre. Ce moyen est souvent un *opérateur thérapeutique* tel qu'il a été décrit par Nathan. Selon lui l'opérateur doit être actif, il doit être capable d'opérer le transfert et d'extraire le sujet hors de son univers ordinaire (Nathan, 1993a). Cet opérateur se chargera de mettre à distance l'agresseur et de protéger le sujet d'une autre agression. Ainsi, le sujet est mis en confiance et paraît plus prompt à donner un sens à ce qui lui arrive. Selon toujours le même auteur, la cure du guérisseur est parallèle à celle analytique. Seulement, dans la première, le silence du psychanalyste est remplacé par la parole du guérisseur et son ignorance par la toute-puissance de ce dernier.

*

Conclusion

La maladie mentale perturbe le comportement et les relations inter humaines du sujet. Elle singularise l'individu dans son groupe. Ce dernier s'écarte de la norme établie par le groupe et définie par la culture. Aussi, est-il important de se référer à la culture du patient pour mieux saisir le sens de ses symptômes. C'est dire toute l'importance d'une psychiatrie spécifique africaine, discipline qui a éclairé les premiers pas de l'assistance psychiatrique au Sénégal. Cette dernière née avec l'arrêté du 30 juin 1938, était de type franchement asilaire jusqu'en 1958, date à laquelle le professeur Collomb instaura une psychiatrie de type occidental (Collomb, 1974). Cette psychiatrie se rendit rapidement compte de la difficulté à adapter sa théorie et sa nosographie au milieu africain. Cette équation se reflète dans les premiers travaux de l'équipe de Fann, parmi lesquels nous citerons : *La dépression chez le noir africain* en 1961 de Diop et *Les difficultés du psychiatre à propos du meurtre d'un sorcier* en 1964 de Collomb. Il était important pour le psychiatre de s'imprégner des valeurs culturelles de ses patients pour améliorer la précision de son diagnostic et la qualité de ses soins. C'est dans cette optique que Collomb a publié l'article intitulé : *Le malade mental et la société (les leçons de la psychiatrie traditionnelle* en 1977. Notre étude prend place dans ce contexte de pratique de la psychiatrie occidentale en milieu africain.

Elle avait posé comme hypothèse de recherche : la culture colorie le discours des patients et de leurs proches en servant toujours de base à la représentation des maladies mentales. L'étude montre que le culturel alimente toujours le discours des patients et occupe une place dans la théorie étiologie des troubles mentaux. Elle révèle, aussi, que la culture sert de base à la représentation des maladies mentales chez le citadin comme chez le villageois. Elle confirme aussi, que le guérisseur traditionnel est consulté soit au début, soit au milieu ou à la fin de la maladie. Nous apprenons à travers cette recherche, que le symptôme physique ou psychique a souvent une signification traditionnelle. Ce travail montre également que la croyance aux objets culturels est toujours d'actualité et influence l'éclosion des troubles mentaux. En outre, il relève l'importance de la culture dans la nosographie des maladies mentales et renseigne sur la structure de la famille africaine qui est toujours large mais moins solidaire. Enfin, il montre la stigmatisation de certaines ethnies. L'analyse des résultats montre que la représentation culturelle atténue l'angoisse liée à la maladie mentale et donne un sens à l'évènement traumatique. Au décours de cette étude, il nous semble déterminant de prêter une oreille attentive à l'aspect culturel du discours du patient pour une meilleure lecture psychopathologique des troubles.

Références

ABDESSALEM Y. (2001). Nourritures et autres objets qui charment. Place du cadeau dans la relation d'aide. L'autre, cliniques, cultures et sociétés, 2,2 : 267-78.

AUGUIN R. (1976). Collaboration guérisseur médecin. Recherche pédagogie et culture, 5, 25 : 17-22.

BOUSSAT M., SAIBOU A. (1976). Le lien communautaire. Recherche pédagogie et culture, 5, 25 : 10-6.

COLLIGNON R. (1983). A propos de psychiatrie communautaire en Afrique noire, les dispositifs villageois d'assistance. Elément pour un dossier. Psychopathologie Africaine, 19, 3 : 287-328.

COLLOMB H. (1964a). La lutte contre les maladies mentales en Afrique. Afrique Médicale, 3, 17 : 75-82.

COLLOMB H., MARTINO P., DIOP M. (1964b). Les difficultés du psychiatre à propos du meurtre d'un sorcier. Bull. Soc. Méd. Afr. N. L. fr, 9, 4 : 415-17.

COLLOMB H., DIOP M., MARTINO P., et al. (1965a). Hystérie et crise de possession, étude ethno-psychiatrique chez les wolof du Sénégal. C.R. Congrès Psychiat. et Neurol. L. fr., LXIIIe session, Lausanne, 13-18 sept. 1965.

COLLOMB H. (1965b). Les bouffées délirantes en psychopathologie psychiatrie africaine. Psychopathologie Africaine, 1, 2 : 167-239.

COLLOMB H. (1966). Psychiatrie et cultures (considérations générales). Psychopathologie Africaine, 2, 2 : 259-94.

COLLOMB H. (1974). Psychiatrie au Sénégal. Conférence à La Havane, mars 1974.

COLLOMB H. (1977). Le malade mental et la société (les leçons de la psychiatrie traditionnelle). 3e Colloque CAMES, Médecine traditionnelle et Pharmacopée Africaine, Kigali, 8-15 oct. 1977.

DE PRENEUF Ch. (1969). L'homme qui fait pleurer les arbres. Psychopathologie Africaine, 5, 3 : 395-459.

DEVEREUX G. (1983). Essai d'ethnopsychiatrie générale. 3e éd. révisée et corrigée. Paris : Gallimard .

DIA A. (1977). Du penc de Fann aux réunions institutionnelles à l'hôpital de jour du 17e arrondissement de Paris. Psychopathologie Africaine, 13, 3 : 371-96.

DIOP B. (1974). Etat maniaque, rap et structure œdipienne. CHU, Revue des centres hospitaliers universitaires. 7e année, n°. 29, p. 9.

DIOP M. (1961). La dépression chez le noir africain. Bulletins et mémoires de la faculté mixte de médecine et de pharmacie de l'université de Dakar. IX, p. : 247-253.

DIOP M., ZEMPLENI A., MARTINO P., et al. (1964). Signification et valeur de la persécution dans les cultures africaines. C.R. Congrès Psychiat. et Neurol. L. fr., LXIIe Session, Marseille, 7-12 sept. 1964, I, p. : 333-43.

DIOP M., COLLOMB H. (1965). Pratique mystique et psychopathologie. A propos d'un cas. Psychopathologie Africaine, 1, 2 : 304-22.

DIOUF J-L. (2003) Dictionnaire Wolof-Français Français-Wolof. Paris, Karthala p 591.

KAUFMANT A-M. (2001a). Des psychanalystes vont en Afrique. Psychanalyse et traditions, n°.1 : 25-33. Paris l'Harmattan.

KAUFMANT A-M. (2001b). Structure et culture. Psychanalyse et Traditions., 1 : 42-6. Paris l'Harmattan.

KAUFMANT A-M., KAUFMANT Y.,. (2002). Médecine africaine, médecine des mots. Psychanalyse et traditions. N°. 2 : 20-9. Paris L'Harmattan.

MARTINO P., ZEMPLENI A., COLLOMB H. (1965). Délire et représentations culturelles (A propos du meurtre d'un sorcier). Psychopathologie Africaine, 1, 1 : 151-7.

MORO M.R. (1994). Parents en exil, psychopathologie et migrations. Première édition. Paris : Presses universitaire de France.

NATHAN T. (1993a). L'influence qui guérit. Première édition Paris : Odile Jacob.

NATHAN T., HOUNKPATIN L. (1993b). « oro léon », la puissance de la parole. Revue française de psychanalyse, 3, 57 : 787-08.

NDOYE, O. (2010). Le N'döep : transe thérapeutique chez les lébous du Sénégal. Collection Psychanalyse et Traditions, Paris, Grappaf L'Harmattan.

ORTIGUES M-C., DIOP M., COLLOMB H. (1964). Syndromes de possession, niveaux d'organisation de la personnalité et structures sociales. C.R. Congrès Psychiat. et Neurol. L. fr., LXIIe Session, Marseille, 7-12 sept. 1964, I : 344-52.

ORTIGUES M-C., MARTINO P., COLLOMB, H. (1966). Intégration des données culturelles africaines à la psychiatrie de l'enfant dans la pratique clinique au Sénégal. Psychopathologie Africaine, 2, 3 : 441-50.

ORTIGUES M-C., MARTINO P., COLLOMB, H. (1967). L'utilisation des données culturelles dans un cas de bouffée délirante. Psychopathologie Africaine, 3, 1 : 121-7.

PICARD P., D'ALMEIDA L. (1985). La double demande d'assistance psychiatrique et traditionnelle : approche statistique à partir d'une population de consultants (clinique psychiatrique Moussa Diop C.H.U de Fann Dakar). Afrique Médicale, 24, 231 : 305-14.

SALMONA M (2008) La mémoire traumatique. In *L'aide-mémoire en psychotraumatologie*. Première édition. Paris, Dunod.

SCHURMANS D. (1971). Significations psychodynamiques et fonctions culturelles des interprétations traditionnelles wolof des maladies mentales. Psychopathologie Africaine, 8, 1 : 57-100.

SECK B., SYLLA O., D'ALMEIDA L. (1986). Psychiatrie et tradition. Diner-débat du 11 juillet 1986. (doc de 14p.)

THOMAS L-V. (1969). Société africaine et santé mentale. *Psychopathologie Africaine*, 5, 3 : 355-94.

ZEMPLENI A., RABAIN, J. (1965). L'enfant nit-ku-bon. *Psychopathologie Africaine*, 1, 3 : 329-441.

ZEMPLENI A. (1966). La dimension thérapeutique du culte des rab. Ndöp, tuuru et Samp. Rites de possession chez les Lébou et les Wolof. *Psychopathologie Africaine*, 2, 3 : 295-439.

ZEMPLENI A. (1967). Sur l'alliance entre la personne et le rap dans le Ndöp. *Psychopathologie Africaine*, 3, 3 : 441-50.

La peur de l'Autre en soi,

à la peur de l'*autre,* l'alter.

Pierre Georges Despierre

La peur de l'Autre en soi, écrit avec un grand A barré, ce glyphe lacanien signifie la division du sujet. L'autre en soi est une vieille chanson qui passe par les mythes, celui des esprits, des *daïmons* grecs, des démons animistes ou chamaniques, du diable Chrétien, Musulman, ... etc.
Tout cela n'est que peur de « *l'en-Soi* », de ce qui agit dans cette zone inconnue et pulsionnelle, on pense au « ça » de Groddeck puis à celui de la théorie freudienne pour aboutir aux formulations plus concises, plus mathématisées, issues de l'esprit de Lacan. Chacun de ces penseurs a développé une pensée spécifique, la théorisant plus ou moins différemment sur le même sujet.
Ce qui est dans l'ombre de notre conscient, ce qui fait peur parfois et terrorisa nos ancêtres peut-être un peu plus superstitieux que nous, ce qui reste à démonter, je veux dire « *notre Inconscient* ». Par rapport au Moi, nous représentant avec notre Nom, notre patronyme face au groupe, face à ce petit autre spéculaire, c'est une confrontation à un impossible à dire que cet en-soi, là Lacan suppose un intime vécu comme « ex-time » au « je pense ». Impossible de trouver des mots assez justes pour le dire, on répond souvent « *tu ne peux pas comprendre ?* », on cherche en vain les mots pour transmettre et pourtant depuis plusieurs siècles, on nous a convaincu que « *ce qui se conçoit bien s'énonce clairement et les mots pour le dire arrivent aisément.* » Y a-t-il donc là, en nous une instance qui tire les ficelles de nos actes (actes manqués), de nos dires (lapsus) qui serait si

indépendante si différente de nos pensées conscientes et volontaires ?
Notre éducation, nos divers apprentissages, issus de nos parents, de notre culture, nous ont formaté à croire que ce qu'on veut, on peut l'obtenir.
Mais un peu d'attention nous prouve qu'il n'en est rien :
« le crime parfait » n'existe pas ou serait le fruit du hasard, mais ce hasard existe-t-il ?
Notre travail, notre volonté pour aboutir à la réalisation d'un désir ne fonctionnant pas de façon assez rapide, on se lasse où l'on s'acharne et souvent on passe à la facilité c'est alors qu'apparaît l'enfermement dû au fantasme, cette rêverie où tout est réalisable à volonté. Ce qui engendre la jouissance dont on savoure les avatars, échappant à la réalité.
À ce moment, on atteint dans un autre monde (illusion), le désir tellement attendu.
Des produits peuvent encore améliorer le processus, mais on en est vite esclave : c'est l'addiction aux toxiques ou aux médicaments détournés de leur usage thérapeutique.
On bute très vite sur un impossible à dire, expression utilisée par Lacan pour le Réel. Ce qui échappe à nos mots, comme à nos maux et à notre discours, ce que nous sommes seuls à vivre ou percevoir dans la fulgurance, il faut accepter un jour d'en perdre une part pour en transmettre ce que l'on peut au mieux, à un alter, l'autre. Ainsi découvrirons-nous que « *le mot tue la chose* », pour dire que le mot réduit « l*a chose* » perçue subjectivement par le passage au symbolique, soit via un langage que l'autre peut entendre et comprendre. Cette *chose* restera ce qu'elle est pour nous, dans son entièreté, mais nous aurons au moins réussi en la réduisant à en transmettre quelque image, quelque signifiance à autrui et ne pas être seul. C'est la découverte de la relativité, de la castration symbolique dit le psychanalyste, avec l'acceptation « d'un manque », manque qui nous accompagnera toujours.
On accède alors à une relation, la seule qui puisse fonctionner, pour le reste nous découvrons que nous

sommes seuls, dans une solitude accompagnée, de toutes sortes de relations et d'affects mais seul définitivement en nous-même.

Peut-être que là, les humains ont eu un recours à créer une abstraction, *Dieu*, ainsi nommée, qui les a créés, les accompagne et les comprend de l'intérieur, il n'y a qu'un pas, afin d'être rassuré dans cette nature environnante plutôt effrayante et angoissante.

Mais si cette impossibilité à dire le vrai pour soi, en soi, rencontre le trauma il faudra alors favoriser un mode pour en parler, faire appel à l'imaginaire afin de nouer par la parole, le Réel du vécu (nouage R.S.I. développé par Lacan sur des bases freudiennes, du réel de l'imaginaire et du symbolique). Comme trois ronds de ficelle, le Réel le Symbolique et l'Imaginaire sont noués ensemble. On utilisera ce nouage pour faire avec l'imaginaire tissant ses fils autour du trauma, comme un cocon pour mieux envelopper son cœur, le cœur Réel du trauma, afin que le symbolique c'est-à-dire langage puisse en parler. Car ce trauma est un Réel indestructible qui restera au cœur même de l'en-soi où la jouissance produite n'est jamais exclue ou forclose. Aussi, mieux il sera coconné, enkysté, moins il n'y aura pas de cicatrice douloureuse à supporter pour le sujet qui a vécu le trauma. Comme les chirurgiens le savent bien, une cicatrice présente un bourrelet qui varie avec le temps chez tout être sensible, anxieux, parfois elle gonfle et rosit, parfois elle reprend sa place dans son environnement épidermique sans se faire remarquer. Et puis il y a les rêves, ces scénarii où le rêveur, homme-orchestre fait tout.

Il est tous les acteurs à la fois, le décor-même, puis enfin spectateur de son œuvre, il est le rêveur. C'est comme un discours ou un rébus, disait Freud, entre moi et Moi qu'il faut décrypter pour calmer la jouissance qui s'en dégage, ainsi que le sens qui doit nous être enseigné, pour que de maux on passe aux mots.

Les souvenirs qui s'amoncellent au cours de notre existence dans une zone où l'accès du Moi n'est efficace que sous un contrôle harmonieux avec cet Inconscient, d'où cette phrase célèbre « *ce qui se conçoit bien s'énonce clairement et les mots pour le dire arrivent aisément.* » Si nos souvenirs forment la gangue de nos joies et de nos plaintes, de nos peines, ils sont stratifiés comme un terrain de fouilles archéologique. Les couches de ce sol ne sont pas une succession logique car elles ont subi au fil de notre histoire d'intimes déplacements, ce sont les plissements de notre vécu, oublié, insu de nous. Telles les Alpes, où les couches anciennes peuvent affleurer et les plus récentes être enfouies. Freud l'avait perçu, nous sommes les archéologues de notre histoire la plus intime, la plus profonde. Si on ose se pencher psychanalytiquement sur l'en-Soi, cette zone enfouie, obscure et oubliée de notre être global, elle peut être mise à jour en partie et nous sommes alors les historiens de nous-même. Icebergs flottant dans la vie, dans notre époque, nous sommes cela.
La partie émergée, n'est que la conscience moïque du sujet, la partie sous-marine en la zone inconsciente et la totalité de cette masse c'est notre vie à la dérive des contingences qui ne cessent de l'engendrer, depuis cinq générations dit le devin à Œdipe, et comme le suggérait Ronald Laing au siècle dernier.

Comme la gravitation, l'attirance des masses, un iceberg peut-il attirer un autre iceberg ou le repousser ? Est-ce fonction des masses comme en physique ou est-ce fonction de ses composants, de ses constituants ?
Tel est le mystère de la rencontre des icebergs, comme celle des humains.
Bonnes rencontres..., mauvaise rencontre : la sympathie, l'antipathie. Mais attention à l'empathie où l'imaginaire ferait rencontrer comme dans le coup de foudre non pas deux humains, mais deux images enfouies en nous qui se déposent sur deux êtres bien vivants comme décalcomanies.

Métaphysiques, métaphore d'une butée sur laquelle les conjectures sont hors champ freudien, où il s'en faut de peu. La question reste donc entière et n'est pas inutile à d'autres champs d'investigation.
L'inconscient qu'il soit freudien ou lacanien reste à la frontière des recherches métaphysiques, spirituelles ou philosophiques de toutes sortes.
La philosophie ne s'occupe que de la réalité, réalité qui est pour le psychanalyste de l'imaginaire c'est-à-dire un simple consensus avec les autres qui l'entourent et qui prend l'aspect d'une vérité.
La psychanalyse, comme la pensée hébraïque, origine des trois monothéismes (puisque l'Egypte ancienne ne nous a laissée que des mythes), toutes deux art de l'interprétation, n'ont de commun que de considérer l'homme un à un, un par un, dans la compassion.
La philosophie seule ne considèrerait que l'espèce humaine, l'homme en tant qu'humain et pas un à un tenant compte de la spécificité de chacun, ainsi l'inconscient des philosophes n'est pas l'inconscient de la psychanalyse.
Nous rejoignons là l'éternelle question des humains, qu'y a-t-il dans cette zone d'ombre, des dieux, des démons ou aujourd'hui des souvenirs signifiants de nos désirs présents et futurs ?

*

Mami Wata et Famla

Psychopathologie de deux phénomènes socioculturels

Dr N. Mbenda Kangami, Pr O. Ndoye, Pr P.L. Faye, Pr M.H. Thiam

L'Afrique, ce vaste continent, très riche de par sa diversité ethnique, culturelle et religieuse, lègue à chacun de ses enfants un patrimoine lourd d'histoires et de mystères dont le sens reste toujours à conquérir et à apprivoiser. Vivre, c'est chercher à comprendre qui l'on est et parvenir à faire de son environnement naturel un allié. La vision émique que l'Homme traditionnel africain a de sa maladie est presque toujours empreinte des notions du sacré, de la croyance et du mystère, cherchant ainsi à assimiler sa souffrance à un désaccord, une inharmonie au niveau divin, ancestral ou sociétal. C'est dire à quel point, il s'investit sur son environnement avec qui il recherche désespérément l'équilibre.

Comment saisir en tant que thérapeute ou psychiatre, l'importance des mythes, des récits fantasmagoriques, phénomènes apparemment irrationnels mais auxquels le patient y croit fortement ? Comment soulager une société qui vit dans la crainte quasi-paranoïaque de succomber au charme trompeur d'une *Mami Wata* ou d'être vendu comme esclave au *Famlà* ? Nos discours étiques, logiques, rationnels, nos nomenclatures préétablies et figées, nos traitements génériques et stéréotypés suffisent-ils à juguler l'angoisse d'une communauté prise de panique ? A défaut, de trouver des réponses adéquates à nos questionnements, le médecin avisé demandera pour une fois à prendre la position d'apprenant afin de mieux comprendre l'autre et ses modèles de représentations socioculturels.

La Mami Wata
Le mythe de la sirène et ses origines

Dans la conception populaire, *Mami Wata* est habituellement représentée par une sirène – c'est-à-dire mi-femme, mi-poisson – à peau blanche, dotée d'une poitrine voluptueuse et parfois avec un serpent l'entourant. Bien que les études de Cimpric (2006) en Centrafrique rapportent aussi des cas de *Mami Wata* à peau noire ; adaptation locale ou reviviscence d'un mythe désuet ? La déesse de l'eau est belle, coquette, jalouse, généreuse, séductrice, exigeante et potentiellement mortelle (Rivière *1981).*

Mami Wata peut être un homme ou une femme et choisir d'envoûter un être humain d'un sexe ou de l'autre, qu'il soit célibataire ou marié (Cimpric 2006). Rappelons qu'elle est polyandre de nature, avec en plus un partenaire dans le royaume aquatique (Ogrizek 1982). Collos *(2006)* rapporte que le double masculin de la déesse dans les régions du Bénin et du Togo se nomme Dansu ; il prend l'image d'un sage indien assis en position de lotus, parfois avec trois visages. Ailleurs, la forme masculine de *Mami Wata* est dénommée par le nom des Apôtres, par exemple Jean, Paul[1]. Certains considèrent le génie de l'eau comme étant un être intersexué. Ogrizek (1982) va plus loin, en parlant d' « ambigüité sexuelle », cet état particulier auquel il rattachera des interprétations psychanalytiques. Quoiqu'il en soit, certains cas d'envoûtement, rapportés par le même auteur, font état de jeune homme blanc, svelte et beau, identifié comme étant *Mami Wata.* Dans d'autres cas, la sirène prendrait également la forme d'un animal souvent le serpent, d'un parent décédé ou d'un objet brillant (Cimpric, 2006, Ogrizek, 1982). D'après le mythe, elle peignerait ses longs

[1] Source : R. de Selva. Chronique d'ateliers – http://www.cemaf.cnrs.fr/article.php3?id_article=248 CEMAF Ivry (Centre d'Études des Mondes africains) [Consulté le 26 Septembre 2014].

cheveux lisses le soir, sur les plages des côtes et disparaitrait au bruit des voix humaines, laissant peigne et miroir derrière elle. Elle rendrait ensuite visite en songe à celui qui par mégarde s'empare de ces objets et demanderait à établir un pacte. Elle vous promet alors fortune, prestige et chance si vous lui êtes fidèle (Van Stipriian, 2002).

Si vous n'exécutez pas les désirs de la déesse, elle peut vous attirer le malheur, les maladies, la folie et même la mort (Ogrizek, 1982 - Van Stipriaan, 2002). Ogrizek (1982) rapporte que les enfants albinos, en République Centrafricaine, seraient considérés comme étant le fruit de la copulation avec la sirène. Pour certains auteurs (Van Stipriian, 2002 - Wendl, 1991), le terme *Mami Wata* serait une adaptation en pidgin-english de « Mamma Water » signifiant mère des eaux, terme premièrement utilisé par l'ethnie *Kru*[1] originaire du Liberia et du Nigéria. Nepveu (1775), gouverneur du Suriname, avait observé, à l'époque, un culte diabolique connu sous le nom de « Watermama », pratiqué sous forme de danses rituelles par les esclaves du groupe *Papa* provenant du Togo, du Benin, et de l'Ouest du Nigéria (Van Stipriaan, 2002).

Au Sud du Togo et du Bénin, lors des rituels de fécondité vaudous, le *Hougan* ou la *Mambo*[2] demande à la femme de répéter : « mamui-ata » (serre les jambes) pour garder l'ensemencement enfoui en elle. Apparemment, cette

---

1 Les ressortissants de l'ethnie *Kru*, employés dans les bateaux britanniques, étaient très mobiles. Ils faisaient du commerce et voyageaient tout le long de la côte ouest-africaine, allant parfois jusqu'à l'estuaire du Congo. Il est possible qu'ils aient contribué à rependre le terme *Mami Wata* et/ou son culte. Wendl (1991) suggère que ces commerçants, de par leur relative prospérité, ont pu laisser une impression de jouir des bienfaits des dieux des eaux. Ce qui accentuerait le mythe en l'idée que la mer serait pourvoyeuse de richesses (Van Stipriian 2002).

2 Prêtre ou Prêtresse.

expression aurait été, après déformations phonétiques à l'origine du nom « Mami Wata »[1].

Pour d'autres (Ogrizek, 1981-2 - Salmons, 1977 - Wendl, 1991), le mot caraïbe « manati » est à rapprocher du terme mandingue « manti » – « manati » signifiant poitrine de femme et « manti » lamantin. Le lamantin, cet énorme mammifère sirénien aux lourdes mamelles, dont l'image renvoie vaguement à celle d'une sirène. De plus, les observations (Van Stipriian, 2002 - Wendl, 1991) montrent que le mythe de la sirène est très populaire dans les zones dont les eaux ont abrité les lamantins, soit les côtes africaines – de la Mauritanie à l'Angola – et toute la région caribéenne.

La mère des eaux est nommée sous diverses appellations ethnolinguistiques selon les régions : *Jengu* ou *Liengu* (*Miengu/Maengu* au pluriel) chez les *Duala* et les *Bakweri* au Cameroun, *Mamba Muntu* (femme serpent) au Congo, *Nyama ti ngou* (animal qui vit dans l'eau) ou *Yan di gui* (maître de l'eau) en Centrafrique, *Yemenja* au Brésil, *Watramama* au Suriname, *Mame Coumba Bang* au Sénégal pour ne citer que celles-là. Plusieurs auteurs (Drewal, 1988 - Wendl, 1991 - Van Stipriaan, 2002) s'accordent à dire que l'image contemporaine de la *Mami Wata* est fortement influencée par l'arrivée des colons. Ainsi, elle peut figurer sous les traits d'une sirène blanche faisant référence aux proues des bateaux portugais voguant sur les océans, ou d'une Samoane charmeuse de serpents[2], figure tirée d'une gravure de cirque européenne très répandue dans les années 1950 en Afrique Centrale et de l'Ouest, ou elle peut encore emprunter les traits de Shiva, divinité indienne avec ses trois visages et son trident.

---

[1] Source : http://www.wonderful-art.fr/vaudou-ou-l-esprit-entre-mystere-fascination-et-incomprehension/ [Consulté le 26 Janvier 2015].

[2] Les rites vaudous du Benin et des Caraïbes, à travers le serpent – principalement le python qui y est fortement représenté – ont pu aussi contribuer à cette image de *Mami Wata* en tant que femme-serpent (Rivière 1981, Jell-Bahlsen 1997).

Ce mixage – européen, africain et asiatique, qui a abouti à l'image fixe que l'on connait aujourd'hui, rend compte de l'universalité de cette croyance dont on a finalement du mal à retracer l'origine mais dont chacun veut en garder un petit bout en apportant sa touche culturelle. À cet effet, Drewal (1988) conclut que : « C'est une interprétation active, une adaptation, une re-création et non une reproduction. » Et nous ajouterons que cette image est peut-être encore sujette à évolution, d'autant plus que la culture est un processus dynamique et adaptatif qui se nourrit des éléments marquants de son temps.

Quand l'hystérique rencontre la sirène

Ogrizek (1981-2) dans son article, *Mami Wata, les envoûtées de la Sirène*, relate son expérience de praticien en Centrafrique et au Congo au début des années 1980. Médecin interniste de son état, il fut confronté quotidiennement à des patientes – et rarement à des hommes – présentant une symptomatologie pouvant se rattacher, tant par ses signes cliniques et psychiques que par les traits de personnalité sous-jacents, à un possible diagnostic d'hystérie selon la nosologie psychiatrique occidentale.

Il s'agissait entre autres de paralysies non systématisées, de surdités brutales, de fugues avec amnésie, de grandes crises épileptoïdes avec contorsion souvent très spectaculaires, d'opisthotonos répétés et enfin de cris accompagnant des attitudes passionnelles, prémisses à de véritables délires aigus (Ogrizek, 1981-2). Étaient aussi observés des épisodes de catalepsie avec rigidité des membres et conservation d'une posture corporelle, voire des faux comas. Les plaintes à caractère théâtral cédaient aisément à la suggestion, tandis que la « véritable quête thérapeutique » pour reprendre Ogrizek (1981-2) était omniprésente.

Dans tous les cas, face à l'absence de cause organique, un traitement que l'auteur qualifie lui-même d'inefficace par nature – leur était donné. D'autrefois, il les renvoyait sans aucun traitement, ce qu'il dit-il provoquait un comportement agressif à son encontre face à son refus de légitimer leur rôle de malade. Il se retrouvait donc face à ce qu'il considérait être un échec thérapeutique, d'autant plus que la demande de soins était ensuite orientée vers le système de soins traditionnel.
Ce supposé échec peut-il faire ressurgir la problématique de prendre en charge le patient sans chercher au préalable à se familiariser à sa culture, à comprendre son fonctionnement inhérent et à situer ses modèles de représentations ? Dans ce sens, Parin (1982) met en garde sur les notions de « normalité » et de « réalité » spécifiques à chaque culture, quand on aborde le large champ de la psychiatrie comparative. Cette relativité permet de comprendre les phénomènes inexpliqués, difficilement transposables, « à partir de l'intérieur de la structure sociale » en question, dont les particularités retracent l'histoire d'un peuple et qui s'englobent dans une « totalité » – c'est à dire une entité sociale à part entière. Ce travail d'imprégnation culturelle, Ogrizek fut contraint de l'entreprendre.
Les données de la thèse traditionnelle d'envoûtement par *Mami Wata* reposaient sur le rêve d'un homme blanc, la découverte d'objets sur le chemin de la rivière, le besoin impérieux de creuser devant la maison familiale pour retrouver un objet oublié – souvent une carcasse d'animal –, des fugues inexpliquées suivies de perte de mémoire et surtout la naissance d'un enfant albinos (Ogrizek, 1981-2). De plus, Ogrizek fait remarquer que « l'envoûtement se manifestait dans un vécu collectif aux multiples interconnections […] ou se manifestait dans les luttes pour le pouvoir » et que « les signes psychosomatiques vu traditionnellement n'étaient qu'une invitation à la recherche

de vrais signes de la maladie à regrouper au sein d'un système socioculturel cohérent ».
Après rapprochement auprès des guérisseurs, il dut se rendre à l'évidence qu'il était en face d'un phénomène qui pouvait être interprété selon deux nosologies, l'une occidentale et l'autre traditionnelle, mystique et mythique. Mais s'agissait-il comme l'auteur le souligne d'un phénomène unique à double représentation selon les conceptions employées – ce dont-il a essayé d'en rechercher les preuves par la suite – ou plutôt d'un phénomène double non relié, coïncidant chez une même personne ?
Sinon, comment expliquer le cas singulier de ces hommes d'âge mur (Ogrizek 1982), mariés de surcroit, à la recherche du gain facile, qui allait volontairement à la rencontre de *Mami Wata* et qui perdaient soudainement et mystérieusement leur vie ou encore celui des femmes battues mystiquement par *Mami Wata* amoureuse de leur conjoint ?[1]
Il nous semble que tous les cas d'envoûtement par *Mami Wata* n'étaient pas nécessairement de l'hystérie mais par contre l'hystérie pouvait se calquer sur la teinte culturelle de *Mami Wata*.
Étant donné que l'hystérie est un langage dans son essence, que veut signifier l'envoutée en choisissant le symbole spécifique de *Mami Wata* pour faire passer sa demande ? Nous avons trouvé, dans un premier temps, des similitudes entre le comportement légendaire de la sirène et les traits de personnalité de l'hystérique : une beauté frappante, surfaite,

---

[1] Dans son article, *De l'hystérie à la féminité en Afrique Noire*, Ogrizek (1982) rapporte ces cas particuliers d'envoûtement. La problématique de ces cas réside dans le fait que :
- pour le premier, si l'envoutement à *Mami Wata* peut conduire à une mort expéditive, l'hystérie à elle seule ne peut expliquer un fait aussi extrême ;
- pour le second cas, l'homme qui avoue avoir eu un contact avec *Mami Wata* ou à établir un pacte avec elle ne manifeste ni signes ni symptômes, contrairement à sa partenaire. Dans ce cas de figure, l'envoûté serait-il différent de l'hystérique ?

avec un attrait marqué pour la coquetterie et les goûts de luxe, la séduction qui constitue le trépied de la relation ; maîtresse de sa propre scène, la sirène apparait et disparait au gré de ses humeurs ; capricieuse à volonté, elle est aussi possessive, jalouse et même égocentrique. C'est un pacte de non partage que vous signez avec elle. Ses crises sont excessives et la désobéir équivaudrait à signer votre arrêt de mort; malgré tout, elle reste dépendante de sa relation idéalisée avec l'humain et ne peut s'imaginer un amour complet sans lui – amour pourtant impossible à satisfaire, en dépit de son investissement.

Les cadeaux à offrir à la déesse ne seraient-ils pas des marques d'attention, d'affection, une preuve de fidélité, une demande de réassurance par rapport à cet amour tant recherché ? Dans tous les cas, ces présents sont reconnus pour entraîner chez cette dernière une meilleure disposition d'esprit. Enfin, en quittant son royaume aquatique et en allant chercher l'amour chez l'humain, que veut se suggérer la déesse si ce n'est se mentir à elle-même ?

L'hystérique et *Mami Wata* sont toutes deux des amoureuses dont le désir et la demande restent inassouvis, malgré cette envie folle de posséder, alors que leur générosité et leur charme sont incontestés.

En mimant la toute puissante *Mami Wata*, que peut ressentir l'hystérique qui serait de l'ordre du fantasme ? N'est-ce pas l'illusion de conquérir, de posséder et de contrôler le phallus, seul objet de son désir. Cette conclusion rejoint l'explication de Freud selon laquelle le « symbole de castration, le symptôme de conversion est de ce fait même le représentant du phallus perdu, son existence équivaut à la possession de cet objet qui seul permet d'être aimé. » (Lemperière et al. 1996).

Tout comme la question du choix du symptôme se pose dans l'hystérie, on s'interroge ici sur la préférence de la figure de *Mami Wata*. Est-ce parce qu'il s'agit d'un langage culturel dont la symbolique est identifiée, comprise et acceptée comme telle dans la société où elle se manifeste ? La preuve, les cérémonies et autres moyens de soutien socio-familial répondent bien aux bénéfices auxquels s'attend la demandeuse. Cette société traditionnelle, animiste, d'une part et d'autre part pudique et hiérarchisée permet à l'hystérique de s'exprimer de façon plus authentique, tel un code, à travers un compromis acceptable présentant d'un côté – le meilleur – le symbole flatteur de la modernité, de la beauté, de l'opulence et de la chance et d'un autre côté moins recherché, la manifestation du mauvais esprit, voire du démon. Cette dernière connotation renvoie directement aux transes épidémiques qui surviennent dans les églises et qui font état d'une maladie reconnue dans un autre registre : « la possession démoniaque »[1].

Dans ces sociétés, *Mami Wata* sera donc le déguisement parfait de l'hystérique. La reconnaissance de cette dernière comme étant une envoûtée de la sirène et la valorisation portée à l'endroit de la déesse contribueront à perpétuer le mythe, et c'est de façon chronique que la pathologie continuera à s'exprimer sous ce mode culturel privilégié.

Les aspects de la cure traditionnelle, dans les régions rurales du Congo, incorporaient la demande d'aide de la famille étendue, chacun y contribuant avec une quote-part qui

---

[1] En Afrique subsaharienne, la vulgarisation des églises pentecôtistes depuis les années 90 a attiré de nombreux fidèles qui viennent se faire délivrer des démons de la pauvreté, du chômage, de la maladie, des maris de nuit, du célibat et autres vices et situations non désirables. Dans une salle close et devant une foule qui peut facilement atteindre des milliers de chrétiens, le pasteur délivre un discours tonitruant puis procède à une imposition de mains et ordonne au démon, d'une voix haute et forte, de sortir du corps de la victime. Cette action entraîne, chez l'envoutée et chez des dizaines de fidèles présentes dans la salle, des réactions d'agitation violente et désordonnée, des états de transe, des cris, des crises convulsives et des évanouissements signant la délivrance. Similairement, dans les sociétés européennes, au Moyen Age et à la Renaissance, les épidémies d'hystérie faisaient figure de possession démoniaque et les hystériques étaient même assimilées à des sorcières qu'il fallait faire exécuter (Lemperière et al, 1996).

prenait allure de sacrifice. Cette grande mobilisation sociale nous fait inévitablement penser au soutien thérapeutique communautaire que l'on observe dans les séances de *N'döep* chez les Lebu et les Wolof du Sénégal (Ndoye, 2010). Pour pouvoir légitimer l'envoûtement, il fallait une reconnaissance socioculturelle publique de « l'état malade ». A cet effet, Ogrizek (1981-2), se demandait si l'envoûtement pouvait être considéré comme une maladie.

Si on utilise l'argumentation qu'il y a eu en premier lieu une double rupture de l'équilibre au niveau individuel et social, c'est-à-dire d'une part, des dysfonctionnements de l'individu l'empêchant de mener une vie « normale » en référence à un état de fonctionnement antérieur adapté, et d'autre part la rupture d'une relation saine avec les siens et qu'en deuxième lieu, la demande de soins, ce qui sous-entend la reconnaissance par l'individu et/ou sa famille d'une souffrance non-souhaitée – s'est faite tant au niveau médical, que traditionnel ; ces deux points suggèrent qu'on puisse considérer l'envoûtement par *Mami Wata*, du moins dans certains cas dont ceux rapportés par Ogrizek (1981-2) comme un « état malade ».

La phase d'attaque de la cure se déroulait à la façon d'un psychodrame[31]. Anne Ancelin Schützenberger (1970) explique cette thérapie en ces mots : « chaque fois qu'un groupe vit ce moment privilégié, on remarque une tolérance, une compréhension réciproque, une communication totale, complète entre les êtres, une sorte de communion ou d'osmose, d'échange au niveau affectif comme s'il se créait un conscient commun et un inconscient commun (ou co-inconscient) dans le groupe entier. »

Cette conscientisation et cette implication sociale à large échelle constituent en soi-même un bénéfice secondaire pour l'hystérique envoutée. Entendu que le bénéfice primaire pouvait idéalement s'exprimer par les mouvements assimilables à la grande crise de Charcot y compris les gestes d'allure érotique reproduits publiquement devant la foule.

La cure se poursuivait ensuite par le retrait de la patiente de son domicile familial pendant de nombreux mois. Isolement qui en lui-même prend un aspect thérapeutique. L'envoûtée s'entretenait alors avec sa guérisseuse sur l'origine de son mal (Ogrizek, 1981-2). La guérisseuse jouait le statut de thérapeute vers qui le transfert pouvait sans difficultés se produire. Passée une période de six mois ou plus, la patiente, après la réussite d'autres procédés d'ordre culturel, pouvait être déclarée guérie et autorisée à partager le plat familial. La phase d'entretien se poursuivait à vie. Dès lors, la patiente avait pour obligation de participer au traitement des autres envoûtées de la sirène.

Ogrizek (1981-2) conclut son observation par une approche anthropo-psychanalytique qu'il rapproche aux propos de Consoli (1973) : « la sirène est l'image déniée de la mère castrée, cachée par le pénis imagé (queue de poisson) mais comblée par une poitrine avantageuse[1]... En fait, les amours des sirènes comme du sphinx ne peuvent avoir qu'un dénouement tragique, car dans leur corps est inscrite l'impossibilité de donner satisfaction aux désirs qu'elles suscitent ». L'hystérique restera donc ici la femme immature, éternelle insatisfaite, condamnée à ne vivre son plaisir qu'à travers l'expression imagée de ses fantasmes.

La revendication d'une identité culturelle

Dans le cadre de notre étude, nous ne saurions nous limiter à concevoir *Mami Wata* sous un angle purement psychiatrique ou pathologique. Il s'agit également d'un phénomène culturel tellement répandu qu'il suscite l'adoration et la

[1] Ogrizek (1982) va plus loin que Consoli (1973) en voyant dans cette métaphore de la sirène, l'image de la mère primitive, le parent combiné, « le couple primordial uni dans un coït ininterrompu ». Le vécu traumatisant de cette scène, entre autres, sera abréagi durant le psychodrame.

reconnaissance de plusieurs peuples, des pays du Golfe de Guinée au bord des rives marocaines, sans oublier sa diaspora principalement sud-américaine.

En Centrafrique, le culte rendu à *Mami Wata* est toujours individuel et reste souvent caché (Cimpric, 2006). Au Togo, au Bénin et en Côte d'Ivoire, son culte est plutôt ouvert et ses adeptes s'habillent en blanc. Au Bénin, elle est considérée comme une déesse du panthéon vaudou, les sculptures représentant la divinité féminine fument tout comme les *mamissi* ou prêtresses (Rivière, 1981). Au Cameroun, les pêcheurs de la Côte, notamment les *Batanga* vivent en harmonie avec elle. Au Brésil, elle est également célébrée le deux février. Ses adorateurs voient en elle une source de bienfait et de protection.

Ses adeptes lui font régulièrement des offrandes à valeur symbolique comme les fleurs, les œufs, les bougies ou des produits plus modernes tels que du parfum de luxe, de la limonade, ou des miroirs. En Afrique de l'Ouest (Bénin, Togo), la déesse est connue pour n'aimer ni le sang, ni l'huile de palme, contrairement aux croyances d'Afrique Centrale (Cameroun, Centrafrique, RD Congo) selon lesquelles elle pourrait réclamer un sacrifice humain de parents proches (Rivière, 1981 - Collos, 2006 - Jewsiewicki, 2012).

Dans les Caraïbes, suivant le processus de créolisation, le concept de *Mami Wata* rentrant dans le dénominateur général du *Winti* a permis aux esclaves de renforcer leurs liens interethniques, sur un plan supérieur à celui de la matérialité, et de se rapprocher des autochtones qui croyaient déjà aux esprits de l'eau bien avant la traite négrière (Van Stipriaan, 2002 - Voorhoeve et Lichtveld, 1975).

Rivière (1981) remarque que dans les temples de *Mami Wata*, à Lomé, abondent les représentations de déesses hindoues et le fait qu'on offre à la sirène du Fanta ou du Coca-cola, signifie que les boissons sucrées sont appréciées comme ce qui a pu venir d'au-delà des mers. Selon lui, c'est aussi à

travers la symbolique cultuelle qu'on perçoit le mélange d'éléments africains, européens et hindous.
Ce mélange n'est il pas le reflet direct de la mondialisation et le brassage culturel vers lequel on évolue ? Drewal (2008), ajoute que les objets allogènes et exotiques tels que le talc, les statues de la Vierge Marie, les lunettes de soleil qui souvent ornent les autels des adorateurs de *Mami Wata* sont utilisés par ces derniers pour se définir eux-mêmes et adresser leur problème identitaire.
Cimpric (2006) les rejoint dans cette analyse. Selon elle, ces crises d'identité sont fréquentent surtout chez les jeunes qui ont des problèmes par rapport à la richesse et aux nouvelles formes de comportements sexuels et conjugaux. Dans l'imaginaire camerounais, ces comportements sexuels nouveaux renvoient à « l'homosexualité de nécessité » qui permet aux jeunes, impatients et déçus par le climat politique et économique, d'accéder très rapidement aux hautes sphères de la société[1].
D'après Van Stipriian (2002), « *Mami Wata* semble être la bonne déesse apparue au bon moment pour plusieurs sociétés africaines ». Selon sa vision, le culte attribué à *Mami Wata* vue comme une vierge noire, rivalisant même avec la Sainte Vierge Marie, était une forme de riposte à l'invasion étrangère et surtout à l'évangélisation forcée, subi par les africains (Hackett, 2008). Vénérer les dieux locaux comme *Mami Wata* leur permettaient de se défendre contre une culture envahissante et de rester authentiques à leurs valeurs.
Mami Wata est finalement devenue une icône, une muse représentée sur les tableaux, sculptures, peintures, héroïne des films, adulée dans les chansons (Jakubowski, 2010 -

[1] Dans l'univers camerounais, il se dit qu'un bon nombre de jeunes en quête d'emplois soient obligés de « baisser leur pantalon et donner leur derrière » pour se faire une place de choix. Ces pratiques sexuelles auxquelles les soumettent leurs employeurs sont assimilées à des cultes occultes et sectaires dont *Mami Wata*, le *Famlà*, « vivre heureux et mourir jeune » en feraient partie.

Jewsiewicki, 2012). C'est à travers cet art qu'elle a réussi à s'implanter dans les musées et les consciences du monde.
À l'instar du vernissage de l'exposition de *Mami Wata* qui a eu lieu en juin et juillet 2013 respectivement en Mauritanie et au Sénégal[1]. Au Congo, les artistes qui prennent plaisir à peindre *Mamba Muntu* sont appelés les « watistes » dont le plus célèbre est Chéri Samba (Van Stipriian, 2002, Paxson, 1983 - Jewsiewicki, 1995). Finalement, pour Van Stipriian, la sirène aura réussi son processus de créolisation, en conservant ses aspects locaux tout en s'enrichissant des éléments venus d'ailleurs.
Dans la même lancée, Drewal (2008) qui a beaucoup travaillé sur le thème de *Mami Wata*, rassemble dans l'une de ses œuvres, les essais de plusieurs artistes dont le Nigérian Egonwa (2008), selon ce dernier, « *Mami Wata*, comme du vieux vin dans une nouvelle peau, est la forme moderne d'un ancien esprit de l'eau qui existait bien avant l'arrivée des européens ». Confirmant cela, Drewal (2008) lui-même a pu ressortir dans ses travaux, des connections entre le culte ancien des dieux de l'eau de la Sierra Leone et l'apparence moderne de la sirène ; les représentations du poisson-castor dans l'iconographie Yoruba et la lithographie de la charmeuse de serpents de 1885. Les études comparatives de

1 L'Organisation Non Gouvernementale BiodiverCités a organisé, en juin 2013, à Nouakchott, une exposition tirée du livre *Mami Wata, mères des eaux* de J.F. Hellio, N. Van Ingen et P. Campredon. Ce livre rend compte du travail effectué sur les côtes ouest-africaines, de 2010 à 2013, par ces photographes naturalistes qui œuvrent dans la protection de l'environnement. La même exposition a eu lieu au Parc de Hann à Dakar, durant la première quinzaine du mois de juillet 2013. Source : http://www.prcmarine.org/en/node/103 [Consulté le 24/11/2014]. Outre-mer, on peut également citer l'exposition internationale, *Mami Wata : Art for Water Spirits in Africa and its Diaspora*, qui s'est tenue du 06 Avril au 10 Août 2010, au Musée Fowler à UCLA, aux États-Unis d'Amérique.
Source : http://www.fowler.ucla.edu/exhibitions/mami-wata [Consulté le 24/11/2014].

Houlberg (2008) et Jell-Bahlsen (2008) arrivent aux mêmes conclusions de similitudes et d'influences culturelles.
Cette forte présence culturelle nous pousse à conclure que le phénomène de *Mami Wata* est encore d'actualité dans nos sociétés qui tendent pourtant à se moderniser.

Symbolisme

Quels symboles se cachent derrière une sirène aquatique et de surcroît blanche ? La sirène est dans la tradition occidentale le symbole du désir charnel et de la séduction (Ogrizek, 1981-2). D'ailleurs, bon nombre d'églises chrétiennes, surtout évangéliques et pentecôtistes, réduisent la sirène à un esprit de séduction, charmeur et trompeur (Hackett, 2008 - Meyer, 2008). Représentation négative dont l'origine remonte depuis les temps médiévaux. Guillaume Le Clerc (1210), dans *Le bestiaire divin,* compare le chant – et le charme – trompeur de ces créatures aux plaisirs du monde, aux péchés et abus qui nous conduisent à la mort. Une mort d'abord spirituelle.
Traditionnellement, la couleur blanche renvoie à la mort et au deuil (Rivière, 1981 - Ogrizek, 1982). À part les sacrifices humains réclamés par *Mami Wata* en Afrique Centrale, une autre forme d'anthropophagie est retrouvée chez *Mame Coumba Bang*, la gardienne des eaux de Saint Louis. D'après les habitants de cette ville du Nord-Ouest du Sénégal, la sirène réclamerait un tribut sous forme d'offrandes aux riverains et aux étrangers, au risque d'exposer la population, des pêcheurs en majorité, aux noyades mystérieuses, aux naufrages ou à des inondations. Cette observation est à rapprocher au mythe scandinave de la sirène qui la décrit comme « un monstre, dévoreuse d'hommes » ou encore aux sirènes qui dans l'Odyssée séduisaient à travers le chant, la lyre et la flute, les navigateurs enchantés dont les bateaux

allaient se fracasser sur les récifs. Il n'est donc pas étonnant d'apprendre que ces êtres hybrides figuraient déjà sur les stèles funéraires grecques.

La sirène blanche est un symbole de succès matériel, d'une réussite fantasmée à travers l'explorateur et sa contrée pourvoyeuse de richesses (Drewal, 2008 - Cimpric, 2006). D'après Drewal (2008), *Mami Wata*, dans ses rapports avec le matérialisme, est considérée comme un agent de changement social lorsque les autres options sont épuisées. La sirène incarne tous les aspects de la vie moderne : la richesse, l'individualité, les changements dans les rapports de genre, allant jusqu'à conférer une certaine puissance aux femmes, notamment le contrôle du pouvoir sexuel (Van Stipriaan, 2002 - Jewsiewicki, 1991/ 2012 - Frank, 1995 /2008, Fofana, 2006). Sur ce dernier point, la réciproque pourrait également s'affirmer, vu les remaniements structurels auxquels la société africaine comme autre société en évolution fait face.

En parlant de pratique rituelles en Afriques, Biti dit : « C'est en quelque sorte un sceau ou une signature solennelle où le sexe est utilisé pour un acte sacré... qui témoigne de valeurs spirituelles cachées. » (Sanon, 2007). De ce fait, on peut tenter de lier, dans une approche anthropologique, cette fonction religieuse et sociale du sexe, au pacte sexuel que propose *Mami Wata*.

Amadou Hampaté Bâ (1994) expliquait que « le serpent est un symbole majeur dans presque toutes les traditions du monde, à commencer par la tradition africaine où il occupe une place très importante. Essentiellement énigmatique et ambivalent, son symbolisme peut être positif ou négatif, faste ou néfaste. Il peut symboliser un dieu ou le diable ».

Bâ poursuit en observant que « dans les mythes africains, le serpent a souvent une charge sacrée très positive, notamment lorsqu'il est associé à une notion de fécondité » ; ce qui ne manque pas de nous rappeler le rite vaudou de la fécondité et du serpent qui est aussi sacralisé dans ce culte. En effet, les serpents, les pythons en particulier, pourraient être rattachés à leur statut de messager des dieux et à leur capacité de prédire l'avenir, chez ces peuples originaires du Benin, adorateurs de la mère des eaux (Stipriaan, 2002- Jehl-Balsen, 1997). Asaah (2007) souligne que « par sa figuration phallique enfouie dans l'inconscient collectif, le serpent contribue à l'élaboration d'images patriarcales ou virilocales puissantes, qui seront posées comme responsables de l'ensemencement des matrices archétypes de groupes ethniques ».

Dans plusieurs pays d'Afrique, de l'Est à l'Ouest, les enfants albinos, victimes de discrimination, de violences et parfois de meurtres sacrificiels, feraient référence à la sorcellerie et à une malédiction réelle. Jean-Jacques Ndoudoumou, Président de l'Asmodisa [1] au Cameroun témoigne : « On nous considère comme des êtres mystiques, des revenants pendant la première vie et qui punis par Dieu reviennent. »[2] (Cimpric, 2010).

Ce type de croyance soutient que les organes provenant du corps des albinos pourraient accroitre la richesse d'une personne. Leur peau blanche rappellerait celle des blancs et par conséquent leur capacité à produire de façon exponentielle des biens matériels. D'autres cultures qui attribuent à l'enfant albinos la filiation de *Mami Wata*, requièrent que ces enfants doivent être vénérés pour que la pêche soit fructueuse, les poissons étant aussi définis comme les enfants du génie de l'Eau (Ogrizek, 1981-2 - Grootaers, 1995). L'albinos, « ce Monstre sacré » est donc à la fois craint et vénéré (De Heusch, 2000 - Cimpric, 2010).

Cette double-face de crainte et de vénération se manifeste aussi à l'égard de la sirène. *Mami Wata* partagerait avec Shiva un principe fondamental : le pouvoir de création et de

---

1 L'Association mondiale pour la défense des intérêts et la solidarité des albinos.

2 Source : Elouné I. et Kengne S. *Les albinos mal dans leur peau.* http://www.syfia.info/printArticles.php5?idArticle=131 [Consulté le 23 septembre 2009].

destruction, en symbolisant aussi bien la mer nourricière que l'océan destructeur, en référence aux cas de noyade dans les régions côtières (Hackett, 2008 - Cimpric, 2006).
Non seulement, son caractère est ambivalent en fonction de la relation qu'elle entretient avec son amant(e). Mais comme nous l'avons souligné plus haut, la sirène qui fait l'objet d'un culte d'adoration, avec parfois à la base l'établissement des pactes ancestraux [1], est aussi châtiée par les églises pentecôtistes qui multiplient les séances de délivrance et d'exorcisme chez les prétendues victimes [2] (Meyer 1999, Hackett, 2008 - Olukoya, 1999). Certaines considérations traditionnelles rejoignent cette forte crainte dans le sens où elles ressentent l'urgence de désenvouter la victime grâce à des procédés simples à l'aide – du sel indigène et du sésame, ou encore de cérémonies beaucoup plus complexes (Ogrizek, 1982).
Enfin *Mami Wata* dans son hybridité (moitié humaine, origine transcontinentale) symbolise socialement l'ultime autre (Fabian, 1978 - Drewal, 1988 - Wendl, 1991 - Kramer, 1993) mais dont Van Stipriian remarque qu'avec les processus d'urbanisation et de migration, cet « autre » jadis lointain et méconnu s'est relativisé et est devenu notre voisin de tous les jours.

---

[1] Les pactes ancestraux rappellent aussi les « rabs » ou esprits du monde invisible sénégalais. C'est cette alliance qui est souvent renforcée lors de la transe rituelle du *N'döep* chez les Lebou.
[2] Ces dernières bénéficieraient d'une attention particulière de la part de leur communauté religieuse à travers les groupes de prières et l'assistance fraternelle chrétienne. S'agirait-il d'un autre type de bénéfice secondaire ?

La croyance en *Mami Wata* souligne l'importance du mythe et du discours mythique dans la vision du monde. Les légendes, les mythes, les tabous, les traditions, toute une myriade de symboles qui veulent préserver le secret et le sacré de l'histoire de chaque peuple. Parin (1982) rend compte de cela en ces mots : « Une abondante littérature prouve que dans ces récits et ces faits, les conflits psychologiques sont verbalisés, phantasmés, agis dans une forme socialement acceptable et que s'opèrent ainsi leur solution ou leur répression. » Le mythe est le « message de l'âme collective d'un groupe social donné ». Il permet au phantasme individuel et parfois pathogène de s'exprimer à travers un langage socialement compris et joue une fonction thérapeutique[1] : c'est le compromis culturel. Dans un cadre plus élargi, il comprend un enseignement moral et social et dans ce sens contribue au surmoi du groupe. Et dans le cas du mythe de la déesse *Mami Wata*, il pourrait signifier que la recherche de l'interdit et du gain facile peut conduire à une issue fatale. Il est aussi remarqué que des sociétés très différentes et sans contacts culturels présentent des mythes qui utilisent les mêmes archétypes. Si la vérité est une et universelle elle s'exprime sous différentes formes. Sur ce point Ngandu Nkashama (1985) explique que tout comme la culture, les mythes loin d'être figés se déconstruisent et se régénèrent en adéquation avec leur temps (Fofana 2006). C'est donc naturellement que la réécriture des mythes s'opère pour que la nouvelle génération se réapproprie l'histoire de la création des mondes. Ici, nous soulignons les contes *La fille de Mame Coumba Bang*[2] de Louis Camara et

---

[1] Confère l'élaboration anthropo-psychanalytique d'Ogrizek (1982) dans son article, de l'hystérie à la féminité en Afrique Noire.

[2] Extrait du conte *La fille de Mame Coumba Bang* de Louis Camara :

Mamy Wata et le Monstre écrit par l'ivoirienne Véronique Tadjo (1993).

*

« Sors de la maison à la tombée de la nuit et porte ta calebasse de lait caillé jusqu'à la pointe sud de l'île, là où les deux bras du fleuve se rejoignent pour aller se jeter dans la mer...Tu verras, assise sur l'eau, Mame Coumba Bang, la belle *drianké* à la longue chevelure tombante et à la peau rouge clair comme le soleil couchant... Entre dans le fleuve sans peur et tends-lui des deux mains la calebasse de lait en chantant : "*Maam faajol Gaye ma réer, Soow da fa ëppé baré, Waye weexaay ga benn laa.* " (Maam Faajol Gaye, la disparue, Le lait est abondant par sa grande production, Mais sa couleur blanche est toujours la même). Ensuite, tourne lui le dos et retourne t'en à la maison. Mais ne raconte à personne ce que tu auras vu ni ce que tu auras fait, sinon tu deviendras folle et aucun remède ne pourra te guérir jamais... »
Source : http://www.saintlouisdusenegal.com/mamecoumbabang.php/ [Consulté le 14 Novembre 2014].

Le Famlà

Famlà, une association de sorciers ?

Selon la définition donnée par Nguene Kitanga (2011), « Le *Famlà* ou *Kèssueh* est une association de personnes qui se mettent ensemble et font usage de forces mystiques et surnaturelles afin d'acquérir, d'accroître et de maintenir argent, pouvoir, prospérité et longévité ». Le terme *Famlà* est propre au pays *Bamiléké* mais, on le retrouve sous d'autres appellations telles le *Mouyongo* chez les *Mankon* du Nord-Ouest du Cameroun, le *Nsaha* chez les *Toupouri* de la région de l'Extrême-Nord (Nguene Kitanga, 2011 - Akana, 2011-2). Au mettre titre que le *Kong* chez les Béti et le *Nson* chez les *Basa'a*, la pratique du *Famlà* est considérée comme une sorte de sorcellerie « lancée » tel un mauvais sort par une personne initiée. Dans une tentative de retracer l'origine de cette croyance, Notué et Perrois (1984) explique le mot *Famlà* se traduit en « plantation du village » ou en « village abandonné » selon une autre variante. C'est aussi le nom d'un quartier huppé de la chefferie de Bafoussam, en pays *Bamiléké*, dans l'Ouest Cameroun, si bien installé que la richesse de quelques-uns de ses habitants a paru suspecte à la masse du peuple qui a vu là, la marque de pratiques de sorcellerie ou l'intervention d'un génie. Fodzo (1997) ajoute que « Ces hommes riches : des commerçants essentiellement [...] pratiquaient entre eux des tontines de gros sous. Ces réunions apparaissaient mystérieuses au reste de la population pauvre et majoritaire et la disproportion de richesse entre les deux groupes était telle que les riches étaient soupçonnés de donner en sorcellerie un membre de leur famille pour s'enrichir. Puis le soupçon est vite devenu affirmation et le vocable *Famlà* a vite débordé son cadre de naissance, l'ethnie *Bamiléké*, pour devenir national. »

Son mode opérationnel est le suivant : la personne victime de *Famlà* peut présenter un signe de maladie connue ou pas qui finit par l'emporter ; elle peut également être victime d'un accident de la voie publique ou mourir de façon mystérieux[42].

Paradoxalement ces circonstances malheureuses n'aboutissent pas à une perte de vie mais plutôt à une mort apparente, toutefois déclarée cliniquement par les médecins.

Après enterrement, « les vendues » sont supposées être réveillées mystiquement pour, aller dans les contrées éloignées, souvent représentées par les riches plantations du Mont *Kupé* [1], travailler à l'enrichissement de leur maître sociétaire du *Famlà* (Monteillet, 2005). Notué et Perrois (1984) assimilent ce phénomène au processus de zombification bien connue en Haïti. L'esclave vivrait dans un état de zombie, c'est à dire de mort vivant, de marionnette, de personne à l'allure cadavérique sans volonté propre et à la mémoire effacée. Selon certains auteurs, la notion d' « esclave » renverrait à l'angoisse vécue lors de la traite des Noirs, où les esclaves étaient capturés par leurs confrères pour aller travailler dans des champs lointains (Sanduo, 1955 - Notué et Perrois, 1984).

Pour adhérer à la société sécrète *Famlà*, il y a des conditions à remplir : tuer sept ou neuf personnes de votre famille. Si vous refuser d'accomplir cette tâche, la sentence c'est votre propre mort (Notué et Perrois, 1984). Ces clauses amènent à suspecter les morts brutales, surtout celles de sujets relativement jeunes[2] comme étant des morts dus au *Famlà*. L'entrée dans ce cercle de nouveaux riches peut se faire

---

[1] Le *Famlà* est parfois abusivement appelé *Kupé* qui désigne un massif montagneux de la riche région de plantations du Mungo dans le Sud-Ouest du Cameroun.

[2] Dans la coutume *Bamiléké*, les décès soudains surtout ceux des jeunes personnes sont considérés comme des mauvaises morts. Le décédé ne pourra pas accéder au royaume des ancêtres (Pinghane Yonta 2005). Or ce sont les jeunes qui représentent la main d'œuvre la plus efficace pour travailler dans les champs.

volontairement, dans le cas où le candidat voudrait rapidement s'enrichir, il sera donc parrainé par un maître ; ou involontairement en intégrant de nouveaux cercles d'amis faussement chaleureux. Ainsi au Cameroun, on ne consomme pas la nourriture de n'importe qui.

*

Concepts de mort artificielle, et d'autopsie traditionnelle

Face à cette croyance de mort artificielle, les familles disposent de plusieurs moyens de prévention. Dans les régions urbanisées, le traitement post-mortem du corps de la supposée victime avec du formol pourrait entrainer une mort belle et bien définitive de la personne. Dans les régions rurales, où les dispositifs médicaux sont plus rares, on préfère recourir à l'autopsie traditionnelle (Pinghane Yonta, 2005). Pour comprendre le recours à cette méthode d'autopsie, il faut se pencher sur les concepts socioculturels *Bamiléké* du type de mort.

En effet, il y a la bonne mort, celle qui est voulue par les ancêtres et qui arrivent généralement chez les personnes âgées ayant laissés une grande descendance. Chez ceux-là, l'autopsie est inutile et les funérailles prennent des allures de festivité. Cet homme pourra intégrer le royaume des ancêtres. Quant à la mauvaise mort, celle qui inspire la terreur, c'est la mort de sujets jeunes, de femmes enceintes, les morts par accidents, par brûlures, par empoisonnement et toute autre cause suspecte.

Il faut impérativement chercher la cause de ces morts qui revêtent un caractère surnaturel (Pinghane Yonta, 2005).

L'autopsie servira en cas de mauvaise mort, à en déterminer la cause et à prévenir d'autres morts grâce à des rituels de protection, notamment le blindage. En cas de *Famlà* par exemple, le cœur de la victime pourra être enlevé afin que tout le corps, ne soit pas reconstitué par les sorciers (Pinghane Yonta, 2005). Pour renforcer cette idée, Fossi (1999) dit : « La mort introduit dans la communauté un malheur qui provoque toute sortes de drames, et qui peut revenir et se développer si l'on reste passif face à elle. C'est pourquoi les *Bamiléké* recherchent les causes de la mort pour la conjurer, afin qu'elle ne continue pas à nuire aux vivants. C'est la raison d'être de l'autopsie. Ziegler (1975) abonde dans le même sens en expliquant que : les rites de la mort à la fois expriment, résorbent et exorcisent un trauma que provoque l'anéantissement. Au final, bien que le *Famlà* ne soit pas explicitement prouvé, nul ne peut s'empêcher de croire en son existence, aussi bien les notables, que ceux qui le craignent ou le fustigent. Il est judicieux de dire que la croyance au *Famlà* – comme celle de tout mythe ne peut être réduite à une symptomatologie psychiatrique délirante puisqu'elle répond à l'adhésion de tout le groupe, voire de tout un peuple, et est acceptée dans ses normes culturelles qui lui donnent bien un sens. L'importance de ce phénomène ne réside pas à son fait tangible mais plutôt au discours mythique auquel il renvoie, avec une existence fantastique ancrée dans le conscient commun. Ça entre donc dans le cadre d'une réalité culturelle partagée, et devient ainsi un « phénomène psychique de masse », pour reprendre le terme de Notué et Perrois (1984). Les mises en garde, par rapport à un tel phénomène, retentissent sur les affects d'un groupe, entrainent des remaniements relationnels entre ses membres, conditionnent les actions des plus vulnérables qui finissent par rechercher un dispositif de protection, le plus souvent la religion.

La maladie et la mort : relation avec la sorcellerie

Face à la tragédie de la maladie et de sa consœur la mort, il y a lieu de s'interroger sur la connotation qu'ont ces deux réalités dans le conscient collectif africain et camerounais en particulier. La mort est en général un phénomène inacceptable qui finalement est attribuée à des forces surnaturelles. Les questions du « pourquoi mourir ? » et mieux du « comment mourir ? » reviennent sans cesse dans la pensée collective africaine. Qu'est-ce qu'une bonne mort, celle qui acceptée comme naturelle ?
Qu'est-ce qu'une mauvaise mort ?
Curieusement, on ne se pose pas la question de savoir si les conditions météorologiques étaient favorables, si des problèmes techniques étaient en cause, encore moins si le conducteur était assez expérimenté ou si la maladie était à un stade avancé. Questions qui seraient d'emblée examinées en Occident, avant d'évoquer une quelconque cause inconnue. C'est ainsi que *Mami Wata*, le *Famlà* ou tout autre type de sorcellerie devient la principale cause avancée qu'à défaut de prouver, personne n'osera réfuter. Djomhoué (2009) explique qu'il y a toujours deux causes principales de la maladie selon l'approche africaine : « Celle que l'on peut considérer d'emblée comme biologique, en ce qu'elle est l'affaiblissement du corps qui survient après une infection ou un vieillissement. Mais cet affaiblissement du corps est toujours en étroite relation avec l'entourage du patient, ce qui suggère la deuxième conception de la maladie comme étant un déséquilibre entre le patient et son entourage physique ou social, entre lui et les autres êtres, vivants ou défunts (les ancêtres). En réalité, il est pratiquement impossible, dans la conception africaine d'établir une séparation entre ces deux approches de la maladie. Il y a toujours une corrélation entre la souffrance du malade et son entourage visible et invisible ».

Le Père jésuite Hebga (1991) illustre bien cette vision, par ces propos : « Nous savons bien que l'on meurt par blessure, empoisonnement, brûlure, noyade ; que la morsure d'un serpent venimeux ou d'une bête féroce peut être fatale. Mais, même dans des cas de cette espèce, nous parlons parfois, d'envoûtement, pour signifier que ce n'est pas par hasard qu'un tel malheur est arrivé à moi plutôt qu'à toi, que je me suis trouvé à la portée d'une vipère ou d'un léopard, ou qu'un arbre est tombé juste au moment où mon frère passait dessous. Il faut qu'une volonté malveillante ait arrangé les circonstances aux dépens de quelqu'un. »
L'anthropologue Cimpric (2010), dans son article *Les Enfants Accusés de Sorcellerie*, fait ce constat : « Derrière la face visible accessible aux yeux de tous, s'en cache une autre, invisible, celle du monde « mystique ». Comprendre l'Afrique signifie non seulement comprendre le monde visible, mais également et peut-être surtout le monde invisible.
Ce deuxième monde invisible est celui des sirènes ou Mami-Wata, sorcières et sorciers, zombies, métamorphoseurs, hommes-caïmans, hommes-léopards... Elle conclut en disant que : toutes ces « figures de l'invisible ou de l'imaginaire », pour reprendre Tonda (2005), interviennent continuellement dans le monde visible, hantent les esprits des populations et représentent pour ces dernières un réel danger : celui du malheur, de la maladie ou de la mort.

Remaniement conjoncturel de la sorcellerie

Loin de penser que la sorcellerie est le fait d'œuvres anciennes et dépassées, plusieurs auteurs (Geschière, 1995/ 2000 - Akana, 2011-2 - Miguel, 2004 - Stabell, 2010) s'accordent à dire, que la sorcellerie qui a été un facteur important d'exode rural a pris de nouvelle formes en ville, elle s'est urbanisée, elle s'est adaptée à la conjoncture économique et est désormais très reliée au pouvoir politique.

Geschiere (1995 /2000) montre qu'outre une sorcellerie villageoise visant par des jeux d'accusation à niveler les inégalités, existe désormais, dans un contexte politique urbain et polyethnique, une autre forme de sorcellerie, auxiliaire du politique et des riches, en ce qu'on soupçonne les nouveaux puissants d'acquérir un pouvoir énorme par une forme de dévitalisation du peuple. C'est dans cette nouvelle forme de « sorcellerie à effet accumulateur » que le mythe de *Mami Wata* et le *Famlà* s'inscrivent (Geschiere, 2000). C'est la sorcellerie de la richesse. Akana (2011-2) et Hénaff (2002) vont plus loin, en parlant d'économies occultes qui créent « un imposture sur le temps » en court-circuitant le temps anthropologique[1], ce qui constitue un mensonge et une corruption avec en bonus « un pouvoir illimité de traduction »[2] mais dont le revers est souvent la maladie – la folie – et la mort.

Mami Wata et *Famlà* revêtent finalement en milieu africain et camerounais une triple dimension culturelle ou cultuelle, sociale et économique. Ces phénomènes de plus en plus mal acceptés par les citadins, servent à favoriser les écarts des classes, à justifier la conjoncture actuelle, à accroitre le

---

[1] Akana (2011-2), dans son article *A propos du temps rétréci : Économies occultes et Folies. Remarques sur quelques étiologies populaires à Yaoundé*, recherche les étiologies de la folie telle que conçue par la pensée populaire. Il explique que le temps anthropologique est le temps tel que connu, il est lent et permet à l'homme de se construire sur une longue durée grâce au travail productif. Il est de ce fait opposé au temps cosmologique qui est celui de l'invisible et de la sorcellerie qui permettent à l'homme de se réaliser en un « temps record » à travers des moyens occultes. Compris ainsi, les économies occultes abusent de l'intégrité des honnêtes gens qui travaillent à la sueur de leur front, respectant l'injonction de Dieu à Adam (Genèse 3 :19). C'est en cela qu'elles réalisent un mensonge, une escroquerie morale qui doit être payée cher, au sacrifice de la santé et même de la vie.

[2] Hénaff (2002) explique que ce pouvoir va au-delà de l'accumulation de l'argent et permet de se traduire en bénéfices illimités qui iront jusqu'à gratifier honneur, reconnaissance et autorité à ses possesseurs : en bref, une nouvelle identité.

malaise social et à fragiliser le climat ethno-politique déjà chancelant. D'ailleurs pour se protéger davantage des effets réducteurs de la pauvreté ambiante et ses manquements, la population n'a-t-elle pas été poussée à s'imaginer une provenance maléfique de la richesse des plus nantis ?

Conclusion

Nous conclurons sur le constat que les pratiques africaines se font de plus en plus sur un mode de syncrétisme. Malgré la pénétration importante des religions dit-on « importées » et de leur combat farouche contre ce qu'il considère être des traditions animistes et diaboliques, il est difficile d'enlever à l'Africain en général et au Camerounais en particulier ce qu'il considère être sa culture, sa tradition, le lien entre lui et ses ancêtres, son héritage, bref ce qui confère une cohérence à son existence. Cette préservation d'identité ne les empêche nullement d'embrasser les autres cultures et d'y tirer un profit certain. Il ne s'agit pas de s'annihiler mais de s'adapter aux changements et aux exigences de son milieu et de vivre cette symbiose dans l'harmonie la plus complète.
Il n'importe pas au praticien d'accorder un crédit particulier aux faits inexpliqués de la culture africaine. Il lui importe juste de reconnaitre de ne pas tout savoir, d'avoir la volonté de s'ouvrir à l'autre et d'accepter de se laisser guider dans la culture de son patient, sa linguistique, ses symboles, ses interprétations, ses représentations, afin de l'aider à alléger le poids de sa souffrance.

*

Bibliographie

AKANA P.D. (2011-2012) À propos du temps rétréci : économies occultes et folie. Remarques sur quelques étiologies populaires à Yaoundé. *Psychopathologie africaine*, Vol XXXVI, N° 1 : 29-56.

ASAAH A.H. (2007) La relation alimentation-sexualité dans la fiction africaine francophone. *Interval(le)s* I, 2 : 51-2.

BA A.H. (1994) Njeddo Dewal : Mère de la calamité. Abidjan,Vanves : *Nouvelles Éditions Ivoiriennes*/ Edicef, : 207-8.

CIMPRIC A. (2006) La transformation du système de représentation des génies d'eaux à travers le phénomène des Mami-Wata (Bangui, République Centrafricaine*). Génies des eaux, génies de la terre : histoire de cultes.* Atelier des doctorants CEMAF ; 4 oct. 2006 ; Ivry-sur-Seine, France.

CIMPRIC A. (2010) Les enfants accusés de sorcellerie ; *Étude anthropologique des pratiques contemporaines relatives aux enfants en Afrique.* Bureau Afrique de l'ouest et du centre (BRAOC), Dakar, UNICEF.

COLLOS. (2006) Le culte de Mami Wata : divinités des eaux et mutations socioreligieuses dans le sud-est du Bénin et au Togo. *Génies des eaux, génies de la terre : histoire de cultes.* Atelier des doctorants CEMAF ; 4 oct. 2006 ; Ivry-sur-Seine, France.

CONSOLI S. (1973) Le mythe de la Sirène. Paris : Faculté de Médecine Broussais-Hôtel-Dieu. [*Thèse de doctorat en médecine ; 66*].

DE HEUSCH L. (2000) Le roi de Kongo et les Monstres sacrés, mythes et rites bantous III. Paris : Gallimard.

DJOMHOUE P. (2009) Guérison miraculeuse en Afrique : Regard d'une néotestamentaire Camerounaise. Conférence à l'Université de Neuchâtel ; Neuchâtel -16 juin 2009, Suisse.

DREWAL H.J. (1988) Mermaids, mirrors and snake charmers: Igbo Mami Wata shrines. *African Arts* 21, 2.

DREWAL H.J. (1988) Interpretation, invention and re-presentation in the worship of Mami Wata. *Journal of Folklore Research* 25, 1/2.

DREWAL H.J. et al. (2008) *Mami Wata:* Arts for Water Spirits in Africa and its Diasporas. *African arts*, 41, 2: 60-83.

DREWAL H.J. (éd.). (2008) *Sacred Waters: Arts for Mami Wata and Other Divinities in Africa and the Diaspora.* Bloomington: Indiana University Press, xxii: 681p.

EGONWA O.D. (2008) The Mami-Wata Phenomenon: "Old Wine in New Skin". In DREWAL HJ. (éd) *Sacred Waters: Arts for Mami Wata and Other Divinities in Africa and the Diaspora.* Bloomington: Indiana University Press.

FABIAN J. (1978) Popular culture in Africa: findings and conjunctures. *Africa* 48,4 : pages.

FODZO L. (1997) Psychiatrie en Afrique. L'expérience camerounaise. Paris : L'Harmattan.

FOFANA S. (2006) La réécriture des mythes et le combat des femmes pour leur libération : étude de Maïéto pour Zékia de Bohui Dali, de La guerre des femmes de Zadi Zaourou, de La révolte d'Affiba de Régina Yaou et de Assémien Déhylé roi du Sanwi de Bernard Dadié [Dissertation for the Degree of Doctor of Philosophy, French Studies]. Louisiana: Louisiana State University.

FOSSI G. (1999) Devenir un être-rationalité ; Approche éthique chrétienne de l'autopsie traditionnelle chez les Bamiléké (Cameroun) Abidjan : ICAO (Institut Catholique de l'Afrique de l'Ouest)- Faculté de théologie: pages. [Mémoire de Licence canonique en Théologie]

FRANK B. (1995) Permitted and prohibited wealth: Commodity-possessing spirits, economic morals and the goddess Mami Wata in West Africa. *Ethnology*, 34, 4: pages.

FRANK B. (2008) Mami Wata, Wealth-Owning Spirits, and Changing Economic Morals in West Africa. In DREWAL HJ. (éd) *Sacred Waters: Arts for Mami Wata and Other Divinities in Africa and the Diaspora.* Bloomington: Indiana University Press.

GESCHIERE P. (1995) Sorcellerie et politique en Afrique. *La viande des autres.* Paris : Karthala.

GESCHIERE P. (2000) Sorcellerie et modernité : retour sur une étrange complicité. *Politique africaine*, 79: 17-32.

GROOTAERS J-L. (1995) A history and ethnography of modernity among the Zande – (Central African Republic). Chicago: The University of Chicago: [Thèse de doctorat].

HACKETT R.I.J. (2008) Mermaids and end-time jezebels: new tales from old calabar. In DREWAL HJ. (éd) Sacred Waters: *Arts for Mami Wata and Other Divinities in Africa and the Diaspora.* Bloomington: Indiana University Press : pages.

HEBGA M. 1991La guérison en Afrique. *Concilium*, 234 : 87.

HENAFF M. (2002) L'argent et le hors-prix. *Esprit*, 282 : 166-77.

HOULBERG M. (2008) Arts for the Water Spirits of Haitian Vodou. In Drewal HJ. (éd) *Sacred Waters: Arts for Mami Wata and Other Divinities in Africa and the Diaspora.* Bloomington: Indiana University Press.

JAKUBOWSKI D. (2010) African Studies Quarterly. *Book Reviews*, Gainesville: University of Florida, Vol. 11, 4: 131-5.

JELL-BAHLSEN S. Eze Mmiri Dr Egwu. (1997) The water monarch is awesome: reconsidering the Mammy Water myths. *Annals of the New York Academy of Sciences,* 810: pages.

JELL-BAHLSEN S. (2008) Dada-Dreadlock-Hair: The Hidden Messages of Mammy Water in Southeastern Nigeria, In Drewal HJ. (éd) *Sacred Waters: Arts for Mami Wata and Other Divinities in Africa and the Diaspora.* Bloomington: Indiana University Press.

JEWSIEWICKI B. (1991) Painting in Zaire; From the invention of the West to the representation of social self. In S. Vogel et al., *Africa explores. Twentieth century African art.* New York, Munich: Center for African Art/Prestel.

JEWSIEWICKI B. (1995) Cheri Samba: The Hybridity of Art/L'Hybridité d'un Art. Québec: Galerie Amrad: 94-6.

JEWSIEWICKI B. (2012) L'image bidimensionnelle, travail de mémoire et représentations en Afrique centrale : domestiquer la modernité imposée, 1870-2010. *Sensus Historiae,* VI /1 : s. 9-34.

KRAMER F.W. (1993) The red fez : Art and spirit possession in Africa. London, New York: Verso: pages. [1987].

Le CLERC DE NORMANDIE G. (1970) Le Bestiaire divin. Genève : Éditions Célestin Hippeau : pages. Slatkine Reprints, [1210].

LEMPERIERE Th., FELINE A., (1996) Gutmann A et al. . Ades J. Pilate C. *Psychiatrie de l'adulte.* Paris: Masson : 105-7.

MEYER B. (1999) Translating the Devil: Religion and Modernity among the Ewe in Ghana. Edinburgh: Edinburgh University Press.

MEYER B. Mami Wata as a Christian Demon: The Eroticism of Forbidden Pleasures in Southern Ghana. In DREWAL HJ. (éd) (2008) Sacred Waters: Arts for Mami Wata and Other Divinities in Africa and the Diaspora. Bloomington: Indiana University Press.

MIGUEL E. (2004) Poverty and Witch Killing. In Forthcoming Review of Economic Studies. University of California, Berkeley and NBER.. Berkeley: USA.

MONTEILLET N. (2005) Le pluralisme thérapeutique au Cameroun. Crises hospitalières et nouvelles pratiques populaires. Paris : Karthala : 262.

NDOYE O. (2010) Le N'döep ; Transe thérapeutique chez les Lebous du Sénégal. Paris : L'Harmattan-GRAPPAF (Collection Psychiatrie et Traditions).

NEPVEU J. Annotaties van J. Nepvcu op het boek van J.D. Herlein 'Beschryvinge van de volkplantinge Zuriname'. Z.j. [ca. 1775]. 287 pp. manuscript. Gemmente Archief Amsterdam, Archief Marquette, 298.

NGANDU NKASHAMA P. (1985) Kourouma et le mythe. Paris, Éd. Silex : 143.

NGUENE KITANGA F. (2011) Le famla, association des sorciers chez les Bamiléké du Cameroun. In Mutaka N.M. (éd.) *Glimpses of African Cultures – Échos des cultures africaines*, Paris : L'Harmattan : 107-12.

NOTUE J.P & PERROIS L. (1984) Contribution à l'étude des sociétés secrètes chez les Bamiléké (Ouest-Cameroun).
Institut des Sciences humaines et O.R.S.T.O.M. Yaoundé, :104-11.

OGRIZEK M. (1981) Mami Wata, Les Envoûtées de la Sirène : Psychothérapie collective de l'hystérie en pays Batsangui au Congo, suivie d'un voyage mythologique en Centrafrique. Cahiers O.R.S.T.O.M. série Sciences Humaines, 18 (4): 433-4382.

OGRIZEK (M.) (1982) Mami-Wata, de l'hystérie à la féminité en Afrique Noire. Confrontations Psychiatriques, 21: 213-40.

OLUKOYA D. K. (1999) Power against marine spirits. Lagos: The battle cry Christian ministries.

PARIN P. (1982) De l'importance des mythes, rites et coutumes pour la psychiatrie comparative. *Confrontations Psychiatriques*, 21 : 241-61.

PAXSON B. (1983) *Mammy Water: New World origins?* Baessler-Archiv, Neue Folge, Band, XXXI.

PINGHANE YONTA A. (2005) Genre et autopsie traditionnelle en Pays Bamiléké (Ouest-Cameroun). Yaoundé : Université de Yaoundé I
[Mémoire de Diplôme d'Études Approfondies en Sociologie, Option Population et Développement]

SALMONS J. (1977) Mammy Wata. *African Arts*, 10 (3):8-15.

SANDUO L. (1955) *Mon pays d'hier.* Cameroun, inédit, [Thèse de l'École de théologie de Ndongué]

SANON A.A. Cultures africaines et sexualité. Congrès de Bioéthique, Ouagadougou, 04 octobre 2007 ; Ouagadougou, Burkina Faso.

SCHÜTZENBERGER A. (1970) *Précis de psychodrame.* Ed. Universitaires, Paris.

STABELL T. (2010) *The Modernity of Witchcraft and the Gospel in Africa.* Missiology, 38, 4 : pages.

TADJO V. (1993) *Mamy Wata et le monstre.* Abidjan : NEI.

TONDA J. (2005) Le Souverain moderne. Le corps du pouvoir en Afrique Centrale (Congo, Gabon). Paris, éditions Karthala.

RIVIERE C. (1981) Anthropologie religieuse des Evé du Togo. Lomé, Nouvelles éditions africaines.

RIVIERE C. (1981) Dynamique africaine des religions et métissages institutionnels. Paris, Université Paris V.

VAN STIPRIIAN A. (2002) Creolization and the lessons of a watergoddess in the black Atlantic. Rotterdam: Erasmus University Rotterdam: 83-103.

VOORHOEVE J. & LICHTVELD U.M. (1975) Creole drum: An anthology of creole literature in Surinam. New Haven: Yale University Press.

WENDL T. (1991) Mami Wata: Oder Ein Kult Zwischen Den Kulturen. Munich: München Lit Verlag, Kulturanthropologische Studien Bd 19.

ZIEGLER J. (1975) Les vivants et la mort. Paris : Seuil.

Références

ANDOLFI M. (1986) La thérapie avec la famille. 2ème éd. *Coll. Sciences humaines appliquées.* Paris: ESF.

ARCE ROSS G. (2006) Dépressivité et troubles de la temporalité. *Bulletin de psychologie*, Ed. 3 (483): 323.

AULAGNIER P. Les deux principes du fonctionnement identificatoire. (1984) Colloque international de Paris. *Coll. Psychanalyse, adolescence et psychologie.* Paris: Payot : 73-84. Repris In: Un interprète en quête de sens. Paris: Payot; 1991. p. 411-22.

BAECHLER J. (1975) Les suicides.. 2ème éd. revue corrigée et augmentée. Paris: Calmann-Lévy : 662p.

BEISER M, WINTHROP A, BURR, COLLOMB H et al. (1992) Puubuq Lanq: La géophagie chez les Sereer du Sénégal.
Psychopathologie Africaine. ; XXIV, 3: 349-66.

BOSZORMENYI NAGY I, SPARK GM. (1973) Invisible loyalties: *Reciprocity in Intergenerational Family Therapy*. Hagerston, Md, Medical Dept, Harper and Row.

BOURNOVA K, KEBIR A-K, PASSONE S-M. (2013) Argument: Finir l'adolescence. Finir l'adolescence. *Revue française de psychanalyse*, 77, 2:329-33.

BOWEN M. (1984) La différenciation du Soi: les triangles et les systèmes émotis familiaux. Paris: ESF.

BYNG-HALL J. (2002) Relieving parentified children's burdens in families with secure attachment patterns. *Family process*, 41: 375-88.

CAILLARD V, CHASTANG F. (2010) Le geste suicidaire. *Coll. Les âges de vie.* Paris: Masson.

COLLOMB H et COLLIGNON R. (1974) Les conduites suicidaires en Afrique. *Psychopathologie Africaine*, 10, 1: 55-113.

COLLOMB H. (1999) Etudes transculturelles. In LEBOVICI S., DIATKINE R., SOULE M. *Nouveau traité de psychiatrie de l'enfant et de l'adolescent.* Tome1 Paris: Presses universitaires de France : 363-421.

COURTET P. (2010) Suicide et tentative de suicide. *Coll. Psychiatrie.* Paris: Flammarion.

DAYAN J, GUILLERY-GIRARD B. Psychopathologie de l'adolescent et neurosciences: congruences et incongruences. *Archives de Pédiatrie*, . 20 (5): 206-7.

DAYAN J. (2011) Dépressivité et dépression à l'adolescence. *Adolescence, créer ou déprimer.* Ed Greupp Editions : 4 (78): 240.

DESHAIES G. (1947) La psychologie du suicide. Paris: PUF.

DIOP B. (1960) Tours de Lièvre. In: Les contes d'Amadou Koumba. Paris: Présence africaine : 107-17.

DIOUF JL. (2003) Dictionnaire wolof-français et français-wolof. Paris: Karthala.

DIOUF ML, NDIAYE M, COLLIGNON R, et al. (2008) Entre évènements de vie et croyances culturelles: un délire à la croisée des chemins. *L'évolution Psychiatrique*, 73 (1): 135-44.

DOPE KOUMOU R., MBOUSSOU M. (2008) Suicides et tentatives de suicide chez l'adolescent. Congrès de la Société de Pédiatrie du Gabon. Libreville, 22-24 mai.

DURKHEIM E. (1960) Le Suicide: Étude de sociologie. Paris: Presses universitaires de France.

FALL L, SYLLA A, NDIAYE Nd.-D. et al. (2011) Tentative de suicide chez une enfant: une supposée rareté au Sénégal. *l'Info Psy.*; 87 (5): 431-7.

FAYE PL., SECK S., BÂ I., et al. (2011) La position d'aîné à l'épreuve d'un contexte familial déstructurant: une observation au CHU de Fann à Dakar. *Med Trop.*, 71: 81-2.

FEJTÖ K. (2013) La post-adolescence, une phase de développement. *Revue française de psychanalyse*, 77 (2): 348-59.

GUTTON P. (1986) Dépressivité et stratégies dépressives. *revue semestrielle de psychanalyse, psychopathologie et sciences humaines. Déprimer..*, 4 (2): 171-78.

HUREIKI J. (2005) Ethnopsychiatrie compréhensive: Anthropologie critique de la psychiatrie.. Paris: L'Harmattan. 2005: 237p.

JACOBVITZ D, RIGGS S, JOHNSON E. (1999) Cross-sex and same-sex family alliances. Immediate and long-term effects on daughters and sons. In: CHASE N.D. (éd.), *Burdened Children: Theory, Research and Treatment of Parentification.* Thousand Oaks: Sage Publications : 34-55.

JUNG C.-G. Ma vie: Souvenirs, rêves et pensées. Paris: Gallimard, 1967.

JURKOVIC GJ, MORELL R & THIRKIELD A. (1999) Assessment of childhood parentification. Guidelines for researchers and clinicians. In: N.D. CHASE (éd.), Burdened children: *Theory, research, and treatment of parentification.* Thousand Oaks: Sage publications : 92-113.

KILEY D. (1985) *Le syndrome de Peter Pan*: ces hommes qui ont refusé de grandir. Paris: Robert Laffont.

LAMBERT P. (1996) Pistes de réflexion sur l'objet transitionnel en Afrique de l'Ouest. *Devenir*, 80: 21-35.

LARIVEY M. (1999) Dépendance affective et besoins humains. *La lettre du psy*, 3 (7): 9.

LEBLANC E. (1995) La psychanalyse jungienne. *Essentialis.* Paris: Morisset : 27-48.

LEGOFF J.-F. (1999) L'enfant, parent de ses parents: *Parentification et thérapie familiale.* Paris, Montréal : Editions L'Harmattan : 254p.

LEGOFF J.-F. (2005) Thérapeutique de la parentification: une vue d'ensemble. *Thérapie familiale*, 26 (3): 285-98.

MALE P. (1980) *Psychothérapie de l'adolescent.* Paris: Payot.

MATOT J.-P. (2013) Finir l'adolescence.
Revue française de psychanalyse 77 (2): 459-72.

MBODJI M. (1998-1999) Tiané une jeune fille en quête d'initiation: rêver chez les wolof-Lébou, ou comment communiquer avec les ancêtres?
Psychopathologie africaine 29, 1: 7-21.

MBOUSSOU M, MBADINGA S, DOPE KOUMOU R. (2009) Religion et psychopathologie africaine. *Info Psy,* 85: 769-74.

MELLODY P, WELLS MILLER A, MILLER JK. *Vaincre la dépendance.* Paris: J'ai lu: 249p.

MERCIER P, BALANDIER G. (1952) Particularismes et évolution. Les pécheurs Lébou du Sénégal. Etudes sénégalaises. Saint-Louis: IFAN.

MICHARD P. La thérapie contextuelle de Boszormenyi-Nagy: une nouvelle figure de l'enfant dans le champ de la thérapie familiale. Bruxelles: De Boeck Université.

MORTESA S, NUNGE O. (1995) Analyse transactionnelle. *Essentialis.* Paris: Morisset.

NDOYE O. (2010) Le N'Döep: transe thérapeutique chez les Lébous du Sénégal. Paris: L'Harmattan : 238p. (Collection Psychanalyse et traditions, GRAPPAF - Hors série).

NDOYE O. (2014) Une «Dora» sénégalaise. In: NDOYE O. *La Jeunesse Africaine: Mal-être, drogues, homosexualité.* Paris: L'Harmattan : 121-45. (Collection Psychanalyse et traditions, GRAPPAF -Hors série).

NUSS P, FERRERI M. (2008) La dépression: guide à l'usage des patients et de leur entourage. *Coll. Nouveaux Traitements.* Montreuil: Bash.

OLINDO-WEBER S. (1988) L'acte-suicide: Un rite intime de passage. Coll. Rencontres dialectiques. Paris: *Hommes et Groupes.*

ORTIGUES M-C et E. (2011) Œdipe africain. Paris: L'Harmattan : 324p.

PEREC G. (1998) Un homme qui dort. Paris: Gallimard : 218p.

REITTER M, VILANE A, SYLLA A. (1996) Conduites suicidaires sans frontières? *Médecine tropicale*, 56 (4 bis): 430-2.

RICHARD F. (2013) L'analyse après-coup de l'adolescence dans les cures d'adultes. *Revue française de psychanalyse*, 77 (2): 333-46.

SAMB D. (2004) Interprétations des rêves en Afrique noire (la Sénégambie). Suivi de la clé des songes de la Sénégambie, de l'Egypte et de la tradition islamique, 2ème éd. Bruxelles: Ediphis.

SERVANT B. (2013) Parentalité et fins de l'adolescence. *Revue française de psychanalyse*, 77 (2): 446-58.

SIMON FB, STERLING H and WYNNE LC. (1985) The langage of family therapy: a systemic vocabulary and sourcebook. New York: Family Process Press : 388p.

SYLLA A, NDIAYE M, SYLLA O, et al. (2003) Conduites auto-agressives de l'adolescent africain. *Médecine tropicale*, 63: 539-43.

SYLLA A. (2001) Malaise dans la famille africaine. *Les Cahiers du GRAPPAF*, 2 : 51-9.

THIAM M.H, BA I. & FAYE PL. (2014) Psychopathologie des troubles psychiques chez des adolescents au Sénégal. In: NDOYE O. *La Jeunesse Africaine: Mal-être, drogues, homosexualité.* Paris: L'Harmattan : 49-62. (Collection Psychanalyse et Traditions, GRAPPAF- Hors série).

THIAM M.H, GUEYE EM, BADIANE SB et al. (1999) A propos d'une tentative de suicide par arme à feu chez un adolescent. *Dakar médical*, 44 (1): 131-33.

TOUSIGNANT M, BASTIEN MF, HAMEL S. (1988) Ecologie de la famille, réseau social et comportements suicidaires en milieu scolaire.
Santé mentale au Québec, 19 (2): 41-62.

TYSZLER JJ. (2010) Dépressivité. *La clinique lacanienne.* 1 (17): 159-66.

WINNICOTT D.-W. (2010) Les objets transitionnels. Paris: Payot, Rivage : 109p.

*

Délire manipulateur

Déni de grossesse hors mariage chez une jeune Sénégalaise

Dr. N. Ndiaye, Pr. O. Ndoye, Pr. M. H. Thiam

La grossesse est souvent source de valorisation narcissique. Par contre, lorsqu'elle est la résultante d'une relation adultère, elle peut être à l'origine de réprimandes provenant de la société. Cette étude a été réalisée pour mettre le doigt sur les facteurs sociaux du déni de grossesse hors mariage au Sénégal, afin de mieux le prévenir.
C'est une étude qualitative d'un cas clinique, menée en hospitalisation à la clinique psychiatrique Moussa Diop de Dakar, du 28-06-13 au 02-03-15.
Elle a permis de retrouver quelques facteurs, parmi lesquels nous citons entre autres : une éducation rigide, des parents qui condamnent fortement l'acte, un partenaire qui fuit sa responsabilité de père…

Mots clés : grossesse hors mariage, déni de grossesse, facteurs sociaux.

La grossesse est une étape cruciale dans le développement psycho-sexuel de la femme. Elle permet à cette dernière de s'inscrire dans sa lignée (Guéna 1970). Elle permet donc, une pérennité de l'espèce. Au Sénégal, la grossesse est parfois à l'origine de réprimandes provenant de la société ; bien qu'elle soit souvent source de valorisation narcissique. En effet, la grossesse, lorsqu'elle est le fruit d'une sexualité adulte permise par la société, devient l'objet de gratification narcissique. Cette sexualité devrait selon Ki-Zerbo : « reposer sur une profonde connaissance de soi et de l'autre, dégagée de tous les tabous et préjugés entravant une activité sexuelle équilibrée et épanouissante. Or, l'équilibre et l'épanouissement ne se trouve que dans un accord plus ou moins parfait avec soi-même, avec sa famille et avec la société dans laquelle on vit » (KI-Zerbo, 1976).
Chez les *wolofs*[1], lorsqu'une femme, dans les liens du mariage, devient enceinte, on dit d'elle : *dafa nék djiguéne* [2]. Ce qui voudrait dire qu'on ne devient, réellement, femme qu'après avoir été enceinte ; d'où tout le plaisir qui accompagne la grossesse. Par contre, si la grossesse est la résultante d'une relation adultère, on dit de la femme : *« on l'a trompé »*. Ce qui laisse entrevoir toute la douleur que la société fait porter à cette femme. Dans d'autres sociétés (exemple : le Maroc) cette douleur est encore perceptible (Vallet, 2013). Elle est à l'origine de plusieurs avortements et d'abandons de bébé, mais surtout de blessure narcissique car la honte de la naissance hors mariage suit l'individu toute sa vie. Par contre dans d'autres contrées, notamment, en Afrique centrale la grossesse avant le mariage est valorisée et même

[1] Le wolof est une ethnie fortement représentée au Sénégal. La langue wolof est la principale langue de communication du pays.

[2] Expression wolof servant à désigner une femme mariée en état de grossesse, et qui signifie : elle est devenue femme.

recherchée, car elle serait la preuve d'une absence de stérilité tant redoutée dans les ménages (CEPED[1], 1994). Ainsi, notre attention s'est polarisée sur les troubles psychiques qui accompagnent les grossesses hors mariage. Notre étude se donnera comme objectif de mettre en lumière l'impact des facteurs sociaux dans la survenue du déni de grossesse hors mariage au Sénégal. Pour cela, nous aborderons d'abord, la méthode utilisée, puis nous rédigerons l'observation et enfin, la discussion sera apportée avant de conclure.

Observation

Cette étude qualitative s'est faite à la clinique psychiatrique Moussa Diop du centre hospitalier national universitaire de Fann. Elle a portée sur une patiente hospitalisée du 28-06-13 au 02-08-13, sous le numéro du dossier P16904/13.

Fatima est une jeune femme sénégalaise de 26 ans, musulmane, d'appartenance culturelle wolof. Elle est deuxième d'une fratrie utérine de quatre enfants. Dans sa biographie, nous avions retrouvé une grossesse difficile et un accouchement eutocique. Son développement psychomoteur avait été normal. Dans ses antécédents : personnels, nous avons retrouvé des crises atoniques, et d'agitation, qui survenaient au cours d'événements à forte charge émotionnelle. Chez sa mère, nous avons enregistré un épisode psychiatrique au cours de sa deuxième grossesse.

Son père, actuellement à la retraite, était chauffeur. Il est entièrement dévoué à la religion musulmane. Sa mère est femme au foyer. Fatima a reçu une éducation ancrée dans les valeurs traditionnelles et religieuse, dans lesquelles la virginité et l'abstinence sont valorisées.

[1] Centre français sur la population et le développement

Sa mère nous disait : « J'ai éduqué ma fille comme il fallait. Elle était voilée et pieuse, elle ne levait même pas les yeux pour te regarder en face ».
Depuis le départ à la retraite de son père, sa famille traverse des difficultés économiques. Fatima, après quelques années de collège, arrête ses études pour « aider sa mère » (confie la maman). A l'âge de 20 ans, elle se rend dans un pays limitrophe du Sénégal, chez une cousine de sa mère et trouve un emploi de domestique. Elle y reste un an et demi et doit revenir au Sénégal à cause de comportements agressifs (bagarres incessantes) générés par un mauvais sort que lui aurait jeté une tante paternelle. En effet, la maman explique : « alors qu'un garçon avait demandé la main de Fatima, sa tante nourrie de jalousie, est allée voir un marabout pour séparer les futurs mariés. Elle a ainsi fait « ouvrir les portes de Fatima pour que les rabs et mauvais génies pénètrent dans son corps ». A partir de là, ma fille n'était plus la même, elle ne pouvait rester sur place, il lui fallait quitter cet endroit. Le garçon fut d'ailleurs très malheureux. Nous avions rencontré plusieurs marabouts mais le *liguey,* littéralement « travail », mais comprenons « mauvais sort » de la tante était trop puissant.
Trois ans plus tard, Fatima ; avec l'autorisation de ses parents, est venue travailler à Dakar. Elle a débuté comme vendeuse dans un magasin d'alimentation, puis a trouvé un emploi de masseuse professionnelle dans un cabinet de massage. Elle est porteuse d'une grossesse de trois mois.
Fatima a été amenée à l'hôpital psychiatrique, par trois jeunes gens qui déclarèrent ne l'avoir jamais connue, pour une agitation psychomotrice.
Le début des troubles avait coïncidé avec l'annonce de sa grossesse et remonterait à deux mois. Fatima a été enceintée de par son amant. Le refus de la paternité par ce dernier a plongé Fatima dans une tristesse et une grande désolation. Elle ne dormait plus, se faisait des soucis par rapport à ses parents et son entourage. Sa mère demeurant à Saint-Louis

fût avertie après son hospitalisation. Ainsi, le lendemain, elle rejoignit Dakar.
Le jour de son hospitalisation, Fatima était partie à la plage pour disait-elle : « prendre de l'air ». Subitement, elle cria plusieurs fois : « je ne suis pas enceinte ». Ensuite, elle se retrouva au milieu de la circulation routière, arrêtant et déviant les voitures à l'image d'un policier. C'est devant ce tableau, qu'elle sera évacuée dans notre service. Sa mère dissimula, durant toute la durée de l'hospitalisation, que Fatima vivait, seule, depuis quatre mois à Dakar. Elle nous disait que sa fille avait fugué d'un centre de traitement traditionnel, dans un village se situant à 75km de Dakar, pour se retrouver ici. Ce qui fût contradictoire avec la déclaration de Fatima, qui nous confia qu'elle logeait, avec trois copines, dans un quartier de la banlieue dakaroise. Fatima nous disait, aussi, que sa mère tenait ses propos, car elle ne voulait pas qu'on sache que sa fille vivait seule à Dakar. En outre, sa mère nous a demandé de ne pas révéler la grossesse de sa fille à quiconque même pas à sa sœur qui l'accompagnait à l'hôpital. Car disait-elle *:* « j'ai beaucoup de pudeur et j'ai toujours vécu comme ça, il ne faut pas qu'un autre soi au courant de cette grossesse ». Ainsi, son secret fut gardé et même le père de Fatima ne sera pas informé.
Son examen psychiatrique à l'entrée avait retrouvé :
Un syndrome maniaque avec une humeur expansive, la mimique était mobile, elle était irritable, hyper syntone et hyper familière. Sa pensée était remplie d'idées de grandeurs. Elle parlait beaucoup et à haute voix. De plus, elle ne dormait pas.
Un déni de la grossesse : elle disait : « je ne suis pas enceinte, c'est ma jumelle qui est enceinte. Elle travaillait dans un magasin d'alimentation où elle a rencontré un homme. Au début, elle ne lui faisait pas confiance. Cependant, au fur et à mesure que le temps passé, l'homme se montrait gentil et avait gagné le cœur de la fille. Ainsi, elle s'est rendue chez lui

et cet homme l'a endormi avec un somnifère pour la violer et engrosser. Moi je suis une jeune fille vierge ».
Au début, son traitement était composé d'une psychothérapie de soutien, d'une consultation gynécologique; d'*halopéridol* 30 gouttes matin et soir et de *carbamazépine* 400mg un matin un soir.
Au dixième jour d'hospitalisation, son évolution a été marquée par une reconnaissance de la grossesse. Elle nous a ainsi confié : « Docteur, je ne vais pas bien. Je vomis dés que j'avale quelque chose. De plus mes seins sont gonflés et je ne vois plus mes règles. Je crois que je suis enceinte et cela me fait peur. Je ne veux pas que ma mère soit au courant de cela car elle me tuerait ». Par contre, le syndrome maniaque persistait et Fatima faisait des crises atoniques hystériformes avec chutes. Ainsi, son traitement a été réévalué et elle est mise sous : *chlorpromazine* cp 100mg un le soir, *carbamazépine* cp 400mg un le matin et un EEG est demandé.
Au vingtième jour d'hospitalisation, l'EEG est revenu normal, elle était toujours hyper familière, hyper syntone et ses crises hystériformes persistaient. Elle disait qu'elle ne voulait pas rejoindre la ville de Saint- Louis à sa sortie car son père la tuerait et qu'elle allait mourir de honte si son quartier la voyait enceinte.
Aux trente sixième jours, la patiente était hyper familière. Elle avait fugué, au cours de l'hospitalisation, à trois reprises pour disait-elle : joindre le responsable de sa grossesse pour l'amener à accepter la paternité. Son exeat est fait après une psychothérapie de soutien et familiale, et avec un traitement psychotrope composé de chlorpromazine 100mg un le soir.
A son premier rendez-vous, quinze jours après l'exéat, Fatima était bien habillée avec une tenue multicolore, un maquillage marqué, une attitude séductrice et un désir de plaire. Elle disait : « je ne sors pas de chez moi de peur que mes voisins me voient. Ma mère, aussi, me demande de rester à la maison et n'arrête pas de me critiquer ».

Son père n'était toujours pas au parfum des faits, mais commençait à se poser des questions sur la santé de sa fille.

Délire *virtuel*

Janvier 2015, Fatima est orientée vers le psychologue clinicien qui ne connait aucun élément du dossier. Ce jour là, La jeune fille est venue avec sa maman et son enfant, un garçon de dix mois. Les deux femmes sont emmitouflées et ressemblent fortement, de par leurs rondeurs, à des mauresques. Leur ville est mitoyenne de la Mauritanie et on peut soupçonner une parenté maure. Certaines parties (surtout les doigts) du corps de la mère trahissent la dépigmentation de la peau (activité favorite d'une part importante des sénégalaises).
La maman explique que sa fille fut hospitalisée ici à Fann suite à un épisode de folie et qu'un homme (un inconnu) avait profité de ce court moment d'errance dans la rue pour coucher avec elle et, malheureusement une grossesse s'en était suivie. Le motif de ce retour à Fann est l'agressivité verbale soudaine et la colère de Fatima envers ses parents et son refus d'alimentation depuis deux jours. «Nous avons peur d'un retour de l'état antérieur » murmure la maman.
Seul avec Fatima, nous lui demandons si elle a accepté facilement de venir à ce rendez-vous. Elle explique « c'est une bouffée d'oxygène pour moi, je ne sors jamais de l'appartement, même pas au balcon. Je n'ai personne à qui parler. Je ne fais que pleurer. Grâce à cette consultation, j'ai pris un bus, j'ai vu des gens et surtout je peux parler avec quelqu'un ». Fatima restait quand même tendue et répétait, après chaque question, exactement ce que sa maman a dit. Cela nous semblait en contradiction avec sa « bouffée d'oxygène ». Nous lui proposons la possibilité de fermer les yeux, ce qu'elle accepta en tenant l'enfant contre sa poitrine.

Après environ 2 minutes de silence, elle lâcha « ma mère m'oblige de mentir et menace de me tuer si je dis la vérité à quelqu'un. Elle m'a giflé un jour alors que je commençais à dire la vérité au Dr Ndongo Ndiaye. Je ne peux aller nulle part, maman fait et va à ma place. Elle n'a plus confiance en moi et m'enferme en permanence dans l'appartement. Je n'ai pas le droit d'aller à la boutique ou sur le balcon et encore moins de téléphoner ou recevoir un coup de fil. Mon père qui ne décolère pas contre moi, dit ne plus rien attendre de moi, n'a plus aucun espoir avec moi et me compare continuellement à la petite sœur qui est en train de réussir sa vie à l'étranger. J'ai fait exprès d'avoir de mauvais comportements envers eux afin qu'ils me ramènent ici »

Fatima ouvre les yeux et raconte toute sa mésaventure en décrivant la maison et le quartier de son patron qui l'aurait droguée et violée. Elle cite les noms de l'homme, de la pharmacie où le présumé coupable aurait acheté la pilule du lendemain, l'emplacement de la boutique pour l'achat d'un sachet d'eau. Elle dira, consternée : « il m'avait maraboutée et je l'avais suivi comme un mouton; il a détruit ma vie ».

Nous fîmes revenir la mère 5 minutes avant la fin de la séance et elle s'empressa de me signifier que sa fille raconte souvent des contre-vérités que le médecin qualifie de délires et que c'est ainsi qu'elle invente un nom de violeur qui n'existe que dans son imagination. Selon elle, sa fille a été traitée de la folie une première fois dans un village pendant 7 ans. Nous lui répondons : « nous avons convenu de nous revoir dans quinze jours, vu l'éloignement de votre région. Fatima veut que nous l'accompagnions et nous avons accepté de tout faire pour qu'elle soit dans un meilleur état psychologique. Ce résultat peut être obtenu si chacun d'entre nous se dit ne chercher que l'intérêt de Fatima en mettant de côté toute autre considération ».

Le lendemain, nous croisons dans le service un étudiant interne en psychiatrie qui nous confie: « j'ai appris que vous avez vu Fatima. »

J'étais dans le service du Dr Ndongo à l'époque. Cette jeune femme sortait avec plusieurs hommes et envoyait régulièrement de l'argent à sa mère. J'ai même vu plusieurs bordereaux d'envoi. Elle le disait dans ses délires. Je me demande si elle n'a pas choisi le plus riche parmi ses amants pour lui coller la paternité de la grossesse. La mère parait bizarre, elle devait bien savoir que sa fille était entretenue par des hommes.
Nous voilà servi. Entre Fatima, sa mère et les thérapeutes, la confusion parait tout simplement délirante. Qui trompe qui ? N'est-on pas dans un délire virtuel? Un délire manipulateur ? Cependant, est ce que la vérité est importante dans cet imbroglio thérapeutique ? La pathologie vient sans doute générer plusieurs sources délirantes ou tout au moins des constructions délirantes. Chacun s'aménage une digue protectrice convenable et rassurante.
Quinze jours plus tard, en arrivant devant la porte du cabinet alors que seule devait entrer Fatima, la maman insista pour nous parler, ce qu'accepta sa fille. En présence donc de cette dernière, elle nous dit d'emblée: « Avez-vous vu mes yeux Docteur ? Je n'ai quasiment pas dormi depuis que je vous ai quitté. J'ai eu très mal dans mon corps et dans ma tête. Votre phrase « chercher seulement l'intérêt de Fatima parce que c'est elle qui a besoin d'aide » a résonné cent mille fois dans ma tête. Je m'en veux beaucoup, je sais que je suis pour beaucoup dans son état de santé actuel et je lui demande pardon devant vous. Tout ce que j'ai dit la dernière fois et que j'ai toujours répété aux médecins est faux. J'ai tout inventé. Elle n'a jamais été internée dans un quelconque village. Je conversais régulièrement avec son patron qui me semblait un fervent musulman et qui considérait Fatima comme sa propre fille. Durant l'hospitalisation, il n'a pas voulu venir la voir. Avec la grossesse, je lui laissais des messages parce qu'il ne décrochait plus, refusant la paternité. (Fatma pleure, ce sont des larmes de joie, c'est la première fois que ses droits sont respectés s'empressa telle de dire).

Un jour, j'ai fait des centaines de kilomètres pour venir le rencontrer à Dakar. Ce jour-là, après plusieurs heures d'attente dans une de ses boutiques, il finit par me dire au téléphone de rentrer vu qu'il a fait un déplacement en urgence dans une autre région. Je lui propose un test de paternité devant son refus catégorique de rencontrer Fatima. Il me rétorque l'accepter mais auprès d'un médecin qu'il choisira afin de ne pas être piégé.
J'ai discuté hier avec Fatima qui veut coûte que coûte porter plainte. Je veux bien mais nous devons éviter que le problème soit étalé dehors. Pouvez-vous nous aider dans les démarches juridiques ? ».
L'adresse d'une boutique juridique leur est fournie. Il est retenu que Fatima accompagnera une fois par semaine la maman au marché. Lors de la troisième consultation quinze jours plus tard, Fatima semble un peu moins crispée. Elle doit retourner aujourd'hui à la boutique juridique pour apporter des papiers. Elle se plaint tout de même de son isolement pour ne pas dire, incarcération dans l'appartement.

Discussion

La mère de Fatima avait présenté des troubles psychiatriques au cours de sa deuxième grossesse. Au terme de cette grossesse, le bébé Fatima est très petit et fut conduit dans une pouponnière par des chrétiennes. L'accompagnement a duré 18 mois et quotidiennement, le bébé mangeait trois pots contenant successivement de la purée d'haricots, du lait caillé et de la bouillie de mil et poisson séché.
Cette dernière était rejetée par tous les bébés à l'exception de Fatima. De plus, Fatima avait des antécédents de crises hystériformes, lesquelles nous font réfléchir sur le déroulement de son complexe d'Œdipe, car selon M. Hanus, l'hystérie est qualifiée de deuil œdipien pathologique (Roussillon, 2007).

Cependant, on peut faire des crises hystériformes sans pour autant avoir une structure hystérique. Toutefois, ces antécédents font suspecter chez Fatima des facteurs génétiques de vulnérabilité. Elle a reçu une éducation stricte, imbue de valeurs musulmane et traditionnelle ; dans laquelle, les relations hors mariage, encore plus les grossesses hors mariage, sont interdites (Le Guérinel, 1979 - Guéna, 1970). Cet aspect culturel est ressenti tout au long de l'observation. La perte de virginité et la grossesse hors mariage dévalorisent socialement la victime (Guéna, 1970 - KI-Zerbo, 1976), elle devient la cible des critiques de l'entourage. Ainsi, Fatima a été victime, pendant sa grossesse, de souffrance narcissique. Jean-Marie Delassus explique que la grossesse apparait comme un bloc de mystère sur le chemin de la vie, un obstacle qui se met en travers de la route que le moi poursuit. En effet, le moi, heurté dans sa liberté, est envahi brutalement par l'émergence d'un phénomène qui va habiter le corps.

Selon Delassus, la même chose se produit dans l'esprit, de manière encore plus envahissante parce que subite et totale, d'un coup. Il dira « on entre au service d'une entité indéfinie mais toute puissante, qui s'invite sans préavis, fait le ménage à sa guise et met le moi à la porte de lui-même. Il faut faire place à l'invité d'office » (Delassus, 2010).

Nous ne partageons pas cependant le propos de Delassus quand il dit que cet « invité d'office » n'est pas encore quelqu'un mais une chose muette ». Dans le cas d'une grossesse hors mariage au Sénégal, l'invité d'office crie, hurle, perturbe et secoue violemment tout le système familial. Nous retrouvons Delassus quand il parle de l'esprit dérangé de la femme, de la maladie subite et la décoration interne. « *Etre en cachot dans son propre corps* » est la terrible réalité vécue par Fatima. Delassus explique cela par la haine dirigée vers l'homme coupable qui a abusé de la femme, vers l'enfant qui colonise corps et esprit, vers soi parce que réduite à l'inexistence, à une révulsion à l'égard de soi.

Simone de Beauvoir nous dit que c'est un drame qui se joue entre soi et soi. « La femme, prise aux rets de la nature est plante et bête, une réserve de colloïdes, une couveuse, un œuf » (Simone de Beauvoir, 1949/ 315).
Chez Fatima, l'animal au-dedans suscite une angoisse de transformation corporelle avec des doutes, des incertitudes sur le présent et l'avenir. Monique Bydlowski précise que : « la grossesse est le moment d'un état psychique particulier, un état de susceptibilité ou de transparence psychique où des fragments de l'inconscient viennent à la conscience. C'est une période de conflictualité exagérée, une période maturative qui réveille anxiété et conflits latents. Il y a remémoration de traumatismes infantiles » (M. Bydlowski, 1997). Fatima a, aussi, eu peur de perdre l'amour parental. Face a cette angoisse, elle a développé un mécanisme de défense puissant mais pathologique à savoir : le clivage du moi (Roussillon, 2007). Une partie de son moi est restée collée à la réalité, tandis que l'autre partie, par le délire, a constitué une néo réalité. Un autre mécanisme de défense : le déni (Roussillon, 2007) est intervenu avec le clivage et l'éclosion du délire. Ils permettent au moi d'échapper à l'angoisse. Comme si ces défenses ne suffisaient pas, Fatima a développé un autre mécanisme : la formation réactionnelle. La grossesse et la dévalorisation qui l'accompagne sont refoulées puis remplacées par d'autres représentations plus valorisantes. Ceci, pourrait expliquer son syndrome maniaque. Sa mère durant toute l'hospitalisation a refusé de communiquer sur le sujet. Elle nous a semblé, ainsi, plus se préoccuper de son image que de la santé de Fatima. Elle s'est sentie coupable d'avoir autorisé sa fille à venir travailler à Dakar. Les difficultés économiques ont été, dans une certaine mesure, à l'origine de la grossesse hors mariage (Nsoa Mbonda, 2011). Car, sans elles, Fatima ne serait peut-être jamais venue à Dakar. Fatima, dans ses moments d'amélioration, a verbalisé son inquiétude envers ses deux parents et son entourage. Cette peur, ajoutée au fait que

Fatima ne s'était pas confiée, sur sa grossesse, à ses parents ; nous amène à nous pencher sur la puissance des interdits parentaux. « De telles restrictions empêchent d'intégrer certaines informations. Ainsi, la personne ne peut correctement ajuster son modèle opérant interne à ce qu'elle vit dans le présent. Bowlby a introduit la notion d'exclusion défensive pour désigner le mécanisme qui consiste à ne pas traiter les informations gênantes et à les exclure de son système de représentation » (Guédeney, 2009). Dans cette observation, le manque d'espace d'échanges francs entre Fatima et ses parents est frappant. On n'a nullement senti un discours aidant venant de ses parents. Son père a été mis à l'écart de peur d'une répression violente. Son partenaire amoureux n'avait-t-il pas refusé sa responsabilité de père, par peur de la réaction de sa famille et de la société ? Le mythe familial s'impose ainsi à la mère de Fatima et au partenaire sexuel auteur de la grossesse. Il faut à tout prix écarter toute tâche pouvant noircir la « notoriété socioculturelle » de la famille. Avoir un enfant hors mariage reste une honte éternelle vu que le qualificatif de « bâtard » va poursuivre l'enfant jusque dans sa tombe. A l'école, dans la rue, au moment de se marier, le « tiroir noir » est ouvert. Le coupable, de par l'angoisse d'une destruction possible de son foyer ou de la désillusion (déception) de ses parents, refuse souvent la paternité et l'enfant, dans ces cas porte le nom de la mère (et il reste sans père). Fatima se trouvait dans ce dernier registre avec une grossesse non désirée et très encombrante. C'est ainsi que la maman entreprend un processus de *« gommage »*, d'élimination de la réalité. La grossesse est d'abord niée puis rejetée. L'enfant est né mais n'existe pas.

Elle va désormais gérer une démarche d'oubli, comme si rien n'était advenu, comme si rien ne s'était passé. Il fallait éliminer ce qui est jugé trivial et dangereux pour maintenir et soutenir un mythe conforme aux idéaux de la famille. Robert Neuburger explique ce désir de conformisme par le fait de

vouloir « apparaître comme une famille normale, banale, non critiquable, conforme à ce que la société préconise en guise de mythe social : famille unie, sans tâches, famille légitime dans tous les sens du mot, aux origines claires » (R. Neuburger, 2008). Le père de Fatima s'est retiré de la société, s'arcboutant sur les livres coraniques. Déçu par sa fille et n'acceptant pas les explications socioculturelles (jet de sort) avancées par son épouse, il a choisi de « communiquer en permanence avec Dieu ».
La maman, « *mauvaise mère* » qui n'a pas su protéger sa fille aînée, a mal vécu la situation. Elle a ainsi dessiné un roman parallèle et l'a imposé à Fatima. Pour compenser l'absence du nom du père, il est donné à l'enfant le prénom d'un grand dignitaire religieux décédé. C'est un prénom qui impose un grand respect. Les deux familles, paternelle et maternelle, ne sont pas au courant de l'existence de l'enfant.
Nous avons suggéré lors de la consultation, la possibilité pour Fatima d'accompagner sa mère au marché une fois par semaine. Vers la fin de la séance et en présence de la mère, elle nous dit quinze jours après : « ils ne veulent pas que je sorte », la maman renchérit : « je dois vous avouer que le bébé est caché, même le quartier n'est pas au courant. Concernant le suivi médical, nous quittons très tôt l'appartement dans l'obscurité matinale et sommes toujours les premières devant la porte du centre de vaccinations. Nous nous rendons ensuite chez ma mère, donc sa grand-mère, et y restons toute la journée.
Nous attendons tard dans la nuit, l'appel de mon mari : *venez, il n'y a plus personne*, pour rentrer chez nous ».
Fatima vit ainsi, silencieusement dans sa pathologie cruelle et tenace de par l'attitude de parents soucieux d'un mythe que rien ne doit ternir ni faire ombrage. Quand elle veut boire, sa mère (ou le père) va lui chercher de l'eau au balcon. L'extérieur est vécu comme un danger réel pour l'identité et l'existence de la famille.

Cependant, l'enfant est là et bien là. Enfant de Dieu, enfant du diable, enfant aimé et haï, enfant – plaisir et déplaisir, enfant charmant mais malvenu, enfant – bijou mais monstre humain, enfant – joie mais source honte, enfant – tranquille mais terreur ambulante.
La société fait payer à ces enfants différents un prix très élevé.

Conclusion

La grossesse représente une période de fragilité psychique, suite aux nombreux remaniements : physique, psychique, social et biologique qu'elle occasionne. Parallèlement aux facteurs de troubles psychiques de la gravido-puerpéralité fréquemment retrouvés, le déni de grossesse hors mariage au Sénégal pourrait être favorisé par les éléments sociaux ci-dessous :
- Une éducation qui condamne fortement la grossesse hors mariage.
- Une rigidité parentale sur la question de la grossesse hors mariage.
- Une société peu tolérante sur la question de la grossesse hors mariage.
- Une angoisse de perte et une souffrance narcissique de la victime.
- Un partenaire qui fuit ses responsabilités de père.
- Une absence d'espace d'écoute entre la victime et ses figures d'attachements.

Avec cette étude, nous nous demandons si le destin de cette famille serait une maladie dont la destinée (grossesse puis enfant) de Fatima serait le symptôme ?
Neuburger nous rappelle que Freud comme Œdipe, refuse l'idée du destin : « un sujet ne peut émerger de son groupe familial, se dégager des parents qu'en transgressant ».

Références des auteurs

DR. NDONGO NDIAYE, *psychiatre, interne des hôpitaux de Dakar, email : ndongondiaye1979@yahoo.fr. Adresse actuel : centre psychiatrique Emile Badiane de Zinguinchor (Sénégal) Bp : 40. Tél : (+221) 775075904/707198188*

PROF. OMAR NDOYE, *psychologue, psychothérapeute, institut de recherche et d'enseignements en psychopathologie à l'université Cheikh Anta Diop de Dakar, email : obndoye@hotmail.com. Tél : (+221 776335635.*
Adresse actuelle : centre hospitalier national universitaire de Fann, Clinique Moussa Diop, Dakar (Sénégal)

Bibliographie

BYDLOWSKI, M. (1997) *La dette de vie. Itinéraire psychanalytique de la maternité.* Presses universitaires de France.

GUÉNA, R., PRENEUF, CH., REBOUL, CH. (1970)
Aspects psychopathologiques de la grossesse au Sénégal. *Psychopathologie Africaine* 6-2 : 111-46.

KI-ZERBO, JACQUELINE., COULIBALY, B. (1976)
Education sexuelle pour qui ? Comment ? *Famille et développement,* 5:12

LE GUÉRINEL, N, N'DIAYE, M., ORTIGIE M-C (1969)
La conception de l'autorité et son évolution dans les relations parents-enfants. *Psychopathologie Africaine* 5(1) : 11-73.

NSOA MBONDA, P. *Pauvreté et besoins non satisfaits en matière de prévention des grossesses chez les adolescents et les jeunes en Afrique centrale.* (en ligne).
http://uaps 2011.princeton.edu/papers/110672. (consulté le 16/08/13)

NEUBURGER, R. (2008) *L'art de culpabiliser.* Paris, Payot.

ROUSSILLON, R., CHABERT, C., CICCONE, C., ET AL. (2007) *Manuel de psychologie et de psychopathologie clinique générale.* Paris, Elsevier Masson.

VALLET, S. « Grossesse hors mariage au Maroc : les enfants de la honte », (en ligne consulté le 15/09/13 à 09h00).
www.lapresse.ca/international/afrique/201309/14/01-4689470-grossesses-hors-mariage-au-maroc-les-enfants-de-la-honte.php

*

L'enfant des *Interahamwe*

"Graine des soldats violeurs à l'Est de la RDC"

Dr. B. B. Mahano, Pr. O. Ndoye, Pr. M. H. Thiam

La guerre à l'Est de la RDC, considérée comme première guerre continentale africaine, dure déjà depuis vingt ans.
Si c'est le conflit le plus meurtrier du monde après les deux guerres mondiales, le viol qu'elle entraîne donne à cette contrée le nom de «**capitale du viol**».
Les enfants nés de ces viols sont dits paradoxaux.
La société s'occupe d'eux au même moment qu'elle les identifie à leurs pères-agresseurs. Ils sont des enfants, membres à part entière de la société mais, chacun d'eux constitue une signature indélébile d'une histoire qu'on aurait voulu oublier ou gommer de la bibliographie de l'ethnie.
Ce paradoxe conférerait à l'enfant une résilience particulière qui s'étaye autour des phénomènes dissociatifs et d'un style d'attachement particulier.
Le présent travail expose le cas d'un jeune garçon, 6 ans, vivant avec sa grand-mère dans le camp de déplacés internes de Mugunga, depuis deux ans.
Pour le présenter, celle-ci, veuve, violée à trois reprises de suite est porteuse du VIH SIDA.
Elle dit : «voici l'enfant des *Interahamwe*».
Sa mère était adolescente quand les combattants armés l'ont kidnappée et amenée en forêt avec ses compagnes.
Elle n'a pu s'échapper que quatre mois plus tard, enceinte. Sept mois après l'accouchement, elle est partie et n'a plus fait signe de vie.
L'intérêt du présent travail se trouve dans la réflexion autour des capacités d'apprentissage et de développement d'un

enfant dont la bibliographie est toute jalonnée de traumatismes et la personnalité menacée par un trouble de construction identitaire liée à ses origines.

Mots clés
Construction identitaire, dissociation, enfant né du viol, République Démocratique du Congo, résilience.

Jo, l'enfant des *Interahamwe*

Comment t'appelles-tu ? - *Jo*

Qui t'a donné ce nom ? - *Maman*

Jo, comment s'appelle ta mère ?

Avec un sourire aux lèvres, il répond, - *je ne sais pas.*

Où est-elle ? - *Elle est à...* (Il nomme une cité à une vingtaine de kilomètres de son village.

Chez qui elle vit là-bas ? - *Chez nous*

Que fait-elle là ? - *Je ne sais pas.*

Qui t'a dit que c'est là qu'elle est ? - *Personne, je le sais seulement, je dois d'ailleurs la suivre...dès demain.*

Où est ton père ? - *Mon père est dans la rue.*

Comment s'appelle-t-il ? - *Je ne sais pas.*

Que fait-il dans la rue ? - *Je ne sais pas.*

Qui t'a dit qu'il était dans la rue ? - *Maman.*

Quant te l'a-t-elle dit ? - *Je ne sais pas .*

De notre pratique aux côtés des femmes violées et de leurs enfants, nous nous sommes posé des questions autour de la filiation dans ce contexte particulier.
Telle une résonance, au-delà de l'empathie et du contre transfert, l'une des questions qui manquait de réponse, autant chez la mère que chez le soignant était : que répondrai-je à cet enfant quand il demandera, après " *c'est qui mon père ? »*
Dans le cadre organisateur des séances de soins, cette question était implicitement omniprésente. L'on pouvait même dire qu'elle faisait partie du cadre. Quand elle se posait explicitement, un silence s'ensuivait. Silence qui accusait un malaise profond dont souffrait le cadre. Silence de l'examinateur traduisant non seulement le manque de réponse formelle mais surtout, toute la valeur autour de la famille et la représentation culturelle qu'il en a.
Silence de la mère traduisant autant l'incertitude, le doute, la peur même de pouvoir affronter l'avenir en compagnie de cet « *enfant fantôme* », que la culpabilité, s'il y en avait une, d'avoir envenimé l'espace thérapeutique par une question taboue.
Jo nous en donne-t-il une réponse aujourd'hui ? Pas sûr.
Ce qui est certain, c'est qu'il introduit une nouvelle dimension dans la question, nous permettant, avec lui, de réinterroger la pertinence de cette emblématique interrogation, devenue énigmatique. Son silence devant les propos frisant des injures, ses mots concis mais précis, son sourire, et même son choix du jeu et son attirance pour les photos sont autant d'occasions éloquentes qui brisent le voile d'un mystère dont lui-même, mieux son inconscient détient le secret.
Jo, peux-tu nous parler de tes parents ?
- Maman, je ne sais pas si elle est élancée ou de courte taille. Je ne sais même pas si elle est brune ou foncée mais, elle doit me ressembler, non ? Donc, elle est foncée comme moi. Voilà j'ai trouvé !...
Elle est partie et depuis, je vis avec ma grand-mère que voici.

Elle connaît mieux que moi à quoi ressemble ma mère.
*Elle (*sa mère) *s'occupait bien de moi et pour le moment, je crois qu'elle m'a déjà acheté les souliers mais elle ne peut pas me les expédier. Surement qu'elle sait que j'ai commencé l'école et elle m'a acheté l'uniforme. Ma grand-mère s'occupe bien de moi. Elle me lave, me sert à manger et m'accompagne à l'école. En vacances, elle préfère que je reste à ses côtés pour que je n'aille pas jouer très loin. Nous vivons dans la bâche elle et moi. Mes oncles sont restés au village et parfois, ils viennent nous rendre visite ici au camp. J'ai encore vu mon grand-père avant qu'on ne le tue. Il était sympathique et me portait sur son cou. Chaque fois qu'il mangeait, il me gardait un peu. Quand j'avais froid, je venais me réchauffer au feu à côté de lui.*
Et de ton père ? Je ne sais pas à quoi il ressemble. Mais il doit aussi ressembler à moi, non ? On m'a dit que c'est un militaire du Rwanda. Mais, les militaires du Rwanda, je les voyais souvent, au village.
Ils venaient piller au village et tiraient beaucoup des balles. Je suis sûr qu'un jour je rencontrerai ce père là pour lui demander où il était tout ce temps. Quand nous fuyions la guerre, j'avais vu d'autres pères courir avec leurs enfants, les portant au cou. J'en ai vu aussi des pères morts sur la route parce qu'ils protégeaient leurs familles. Même ici au camp, je vois beaucoup des papas, ils sont là, entourés de leurs enfants. Ils leur disent des choses…

Invité à nous parler de ses amis, il est volontiers loquasse.

- Ils sont nombreux. Surtout à l'école. Dans ce camp, il y a beaucoup d'enfants. Nous nous sommes connus depuis que nous sommes ici. Les enfants des voisins, ils viennent souvent me chercher chez moi pour jouer. Avec mon ballon, nous nous organisons en équipe de football. Nous n'avons pas de terrain, la route là, à côté, est un bon terrain pour cela malgré les pierres noires. Je crois qu'ils viennent me chercher pour le ballon et aussi pour manger chez-nous, parce que ma grand-mère « touche » [reçoit] encore à manger.

Depuis quelques mois, le HCR[1] a enlevé de la liste de distribution des vivres un bon nombre des déplacés.
Il y a beaucoup d'enfants affamés dans ce camp. Mais, ils sont gentils même si ma grand-mère me refuse d'aller chez eux. Quand nous finissons de jouer au ballon, nous mangeons et ils rentrent chez eux et moi je reste avec ma grand-mère. A l'école, les amis sont différents. Celui qui s'assoit à côté de moi, il triche mes réponses, même si c'est lui qui est souvent le premier de la classe. Moi, je ne triche pas. Il se pourrait que Jésus-Christ n'aime pas les tricheurs. Ce pourquoi j'aime l'école, c'est la recréation. Je joue au ballon, et cette fois, loin de ma grand-mère. Même si je tombe sur des pierres, elle ne me le reproche pas. Nous organisons des équipes et jouons selon que le veulent nos maitres de classe. Parfois, ça tourne mal et on se bat. Je n'aime pas la bagarre mais parfois les enfants bandits me provoquent. Parfois nous nous battons et nous nous blessons. Moi, quelqu'un m'avait frappé au nez et j'avais saigné.

Contexte

En RDC, la guerre est vieille de vingt ans pourtant, elle est toujours actuelle. Impliquant neuf pays africains et une trentaine de groupes armés, laquelle a été qualifiée de « première guerre continentale africaine ».
Ses conséquences les plus dénoncées sont les viols commis par milliers, en plus des millions des vies humaines disparues.
Dans le livre de Braeckman (2012), l'avant-propos de Marc Schmitz nous en dit plus en ces termes :
«*Premières visées et principales victimes, les femmes. Elles sont mutilées, des clitoris sont coupés, des seins sectionnés. Les viols auxquels les maris, les voisins, les enfants sont souvent obligés d'assister, se déroulent sans autre motivation que de faire souffrir, humilier, terroriser…*
Au Congo, le corps de la femme est devenu le champ de bataille d'une guerre de «basse intensité»! ».

---

[1] HCR : Haut Commissariat pour les Réfugiés, Une des Organes de l'ONU s'occupant de la question des Réfugiés.

Bien que les viols existent en temps de paix comme en temps de guerre ; bien qu'ils accompagnent très souvent les conflits armés partout, le viol en RDC est réputé être utilisé comme arme de guerre. Ceux qui ont analysé le phénomène voient dans la façon de violer une volonté délibérée d'attenter aux mœurs de la société congolaise (Guinamard, 2010). Les chiffres disponibles (Cojean, 2012) déjà très élevés, ne sauraient rendre compte de l'ampleur du phénomène, dès lors que toutes les femmes violées ne peuvent pas consulter les spécialistes soignants pour des raisons qui tiennent à la psychopathologie du traumatisme psychique et au contexte socioculturel local. Parler du viol évoque non seulement les femmes victimes mais aussi leurs maris et leurs enfants qui sont obligés d'assister, impuissants à ces scènes odieuses et les enfants qui sont contraints de violer leurs mères ou leurs sœurs. Les enfants issus de ces viols constituent de véritables « bombes à retardement » sur la société congolaise. Les méthodes utilisées sont aussi diversifiées qu'expérimentées, allant d'une intromission à l'éclatement de bassin criblé des balles ; le canon étant placé dans le vagin. Des viols en réunion, des déportations des jeunes filles pour l'esclavage sexuel sont légions.
Devant cette catastrophe humanitaire, l'aide s'est organisée de partout. Les organisations nationales et internationales ont été mises sur pied dès le début de la guerre, chacune avec son approche. Les plus remarquables intégraient, entre autres, un soutien psychologique aux victimes. Face à ce polymorphisme de méthodes et d'approches utilisées par les différentes organisations œuvrant sur le territoire, les services étatiques se sont positionnés pour coordonner et réguler les prestations au bénéfice de la population meurtrie. Afin de canaliser l'action du soutien psychosocial, le Ministère National de la Santé Publique, créa, par arrêté 1 le

[1]RDC. Arrêté ministériel n° 1250/CAB/MIN/S/AJ/008/2001 du 9 déc. 2001, définissant la Politique Nationale de Santé Mentale (PNSM) et le Plan Directeur contenant le cadre organique et institutionnel en RDC

Programme National de Santé Mentale (*PNSM*). Par la suite, les coordinations provinciales de ce programme furent mises sur pied, dans le souci du respect du principe de la décentralisation, telle que le prône la constitution.
La coordination du Sud-Kivu fut la première à être fonctionnelle, afin de répondre au besoin criant, celui d'accompagner les différentes organisations non gouvernementales et surtout, d'harmoniser leurs programmes pour les impliquer dans une perspective de complémentarité.
Dans ce cadre, nous avons pris en charge un grand nombre de malades psycho-traumatisés sollicitant les services du *Centre Psychiatrique Sosame* (*CPS*). Il s'est avéré que les malades psycho-traumatisés qui consultaient au *CPS* étaient soit ceux qui bravaient, avec courage, la stigmatisation sociale due à «se déclarer fou» en s'internant dans un hôpital psychiatrique, soit ceux qui souffraient des troubles co-morbides et/ou des complications psychiatriques graves. Bien plus, le fait que les soins soient payants, faisait réserver les services du *CPS* aux patients fortunés ou à ceux qui pouvaient accéder aux organismes internationaux qui collaborent avec le *CPS*. Ces conditions réduisaient au minimum les personnes pour lesquelles les services du *CPS* étaient accessibles. Un besoin fut donc ressenti de pouvoir rapprocher les services des soins des patients et de renforcer la confidentialité en mettant en marche un traitement ambulatoire, qui n'exige plus un séjour à l'hôpital psychiatrique, sauf pour des cas où les comorbidités et/ou les complications l'indiquaient.
C'est ainsi qu'au cours de l'année 2012, ayant en charge la Coordination Provinciale au Sud-Kivu du PNSM et sous la supervision de Vivo International, nous avons entrepris des voyages à l'intérieur de la Province, pour des séances de soutien psychologique aux patients souffrant de l'état de stress post-traumatique, constitués essentiellement des femmes violées. Ce périple thérapeutique nous a permis de flirter avec le vécu traumatisant non seulement des mémoires

traumatiques, mais aussi du regard de la société sur le viol, ce fléau qui tue en silence.
En septembre 2014, alors que nous étions au camp des déplacés internes de Mugunga pour soumettre un questionnaire d'enquête, comme nous en avions l'habitude, nous avons été pris de court avec le comité social du camp qui nous a supplié d'examiner un enfant. Cela n'avait rien de surprenant si l'on sait qu'un psychiatre, c'est une denrée rare de la Contré [1]. Pour eux, cet enfant ne peut pas être normal. Nous acceptions volontiers puis nous fixons un rendez-vous après une rapide prise de contact. Pour ne pas « psychiatriser » ce jeune garçon et aggraver la stigmatisation qu'il vit déjà, nous avons décidés à le consulter au camp même et réduire le nombre de séances au strict minimum. A la séance programmée, sa grand-mère était d'abord présente puis, un face à face seul avec l'enfant. Nous avons, bien entendu, par la suite, revu sa grand-mère, seule, puis ses voisins et son enseignant.

Jo, est un perturbateur au moral d'acier, et ce dès sa naissance. C'est un garçon de six ans, vivant au camp avec sa grand-mère, qui l'accompagne en consultation. À peine entrée, sa grand-mère (désapprouvant le comportement de Jo qui se montre trop familier à notre égard) nous le présente : « voici un enfant des *Interahamwe 50.* »
Ces propos n'ont entamé en rien la bonne humeur du garçon qui souriait, jouait, nous arrachait nos téléphones mobiles, écrivait sur nos papiers, nous demandait de lui faire des photographies,…
Puis, sa grand-mère rapporte : « *sa mère, ma troisième fille, était élève de l'école secondaire. Ce jour-là, elle allait chercher du bois de*

[1] Alors que les centres psychiatriques sont implantés depuis des décennies dans l'Est de la RDC, il n'y a, présentement, aucun psychiatre aussi bien dans les provinces du Nord et Sud Kivu que celles du Maniema et Orientale. Nous ne parlons pas ici des psychiatres expatriés qui passent pour des brèves missions dans la région.

chauffage quand les militaires l'ont pris, elle et ses compagnes. Amenées dans la forêt, elles ont été retenues durant quatre mois, avant que ma fille ne s'échappe et revienne au village, enceinte. Six mois après, elle a accouché au centre de santé. Elle a refusé de toucher l'enfant malgré l'insistance de l'équipe soignante. C'est après de longs moments de supplications par les femmes du village qu'elle a accepté de le faire téter. Depuis, elle voulait tuer l'enfant et nous veillions qu'elle ne concrétise son vœu. Sept mois après l'accouchement, elle est partie… nous ignorons si elle vit encore ».

Jo a bien suivi ce discours mais rien ne semble le perturber. Il a appris qu'il est né au centre, que sa mère lui a donné un nom bien que, dans sa culture, cette tâche soit révolue au père. Dans le camp, Jo entend parler des pères de famille. D'ailleurs, il en connaît déjà pas mal. Il sait que c'est le père qui protège sa famille même dans la fuite, en plein combat, c'est lui qui guide les pas. Il a déjà vu des pères tués, parce que posés en bouclier de leurs familles. Pour lui, la place du papa est vide sur l'arbre généalogique.

Personne ne veut ou ne peut lui en parler. On l'évoque pour faire allusion aux héros des exactions dues à la guerre et pour stigmatiser le petit garçon, « c'est l'enfant des *Interahamwe* ». Même s'il ne commente pas cette appellation, il sent que la société le repousse, le désapprouve en ne le considérant pas comme victime mais en l'identifiant à l'agresseur, ennemi parmi d'autres.

Quand on évoque sa mère, c'est aussi le rendre responsable de cette disparition, parce qu'en tout état de cause, il est le seul acteur présent de cette tragédie. Est-ce pour cela qu'il veut rejoindre une mère disparue depuis cinq ans, et dont l'existence est incertaine en ces jours ? Et où ? La rejoindre aux horizons encore inconnus par un garçon de 6 ans !

Même s'il semble combatif, l'idée du départ traverse son esprit. Aller, laisser derrière lui une histoire chargée de traumatismes et de stigmatisations, traverser les « rues » où se trouverait un « père » idéalisé, à la recherche d'une mère

en perpétuelle cavale mais que l'imagination fantasmatique fige dans la cité de …
Ce que Jo ignore, c'est le mystère du traumatisme psychique. Sa particularité est de transformer le familier en angoissant et, par conséquent, sans cesse évité. Cet évitement, qui invite à partir pour laisser derrière soi une histoire traumatique n'est pas la seule.
La reviviscence qui l'accompagne, par contre, traîne avec elle toute la mémoire traumatique, mal encodée qui s'improvise comme compagnon de la fugue. Cette évasion aura donc d'original qu'elle sépare géographiquement des lieux et des personnes liés au traumatisme mais emporte avec elle les images de la scène traumatique qui tournent tel un film sans fin. C'est ce qui serait arrivé à la mère de Jo qui, sans doute, même se séparant de lui, ne l'aura pas pour autant oublié lui et les quatre mois de sa conception.
Du côté de sa grand-mère, l'évocation de Jo ravive un traumatisme profond. Signalons, en passant, - qu'elle a été, elle-même, violée à trois fois de suite avant qu'elle ne quitte son village pour le camp. C'est durant son dernier viol que son mari a été assassiné et, présentement, elle est porteuse du VIH SIDA, mise sous antirétroviraux depuis une année. La guerre qui l'a chassée de son village, il y a deux ans, ponctue une histoire déjà chargée. Lorsqu'elle regarde Jo, elle se rappelle non seulement de la guerre et du viol mais aussi de sa fille partie depuis cinq ans et qui ne reviendra peut-être plus jamais. C'est là qu'on peut comprendre les propos qui frisent la haine, liant le comportement, jugé turbulent du garçon à celui des envahisseurs. En consultation, elle ne regardait presque pas son petit-fils. Même quand elle s'adressait à lui, le discours était direct mais sans le regarder en face. Pourquoi ? Est-ce parce que son petit-fils, à la croisé des regards, devenait transparent ?
Et, à travers lui, qui voyait-elle ? Sa fille ? Les violeurs ?
Les combattants ? Ou tous dans un scenario à thèmes imbriqués ? Dans la société qui a vu naître Jo et qui l'a élevé,

c'est le paradoxe. Une large littérature anthropologique décrit la vulnérabilité de l'enfant (Bonet, 1988 - Lallemand, 1981 - Koubi, 1994). L'idée exprimée est celle de la fragilité intrinsèque à la nature même de l'enfant, sans défense propre, face aux forces maléfiques.

L'entourage immédiat est donc appelé à exécuter certains rites pour conjurer ce mal.

En psychologie et en psychiatrie, le concept de vulnérabilité émerge vers les années 1945 dans les réflexions sur la relation mère-enfant en ce moment particulier de l'après-guerre. Les productions de cette époque témoignent d'un souci particulier lié à la rupture de contact mère-enfant (Winnicott, 1978/ 2004). Il sera aussi et surtout question du risque encouru en termes de manque affectif en relation avec le traumatisme. Dans la psychiatrie contemporaine, sur la voie d'Anthony (1982), Marie-Rose Moro (1989) a adjoint à cette notion de vulnérabilité de l'enfant, un bémol important, en étudiant sa place au niveau social, fantasmatique et culturel.

En RDC de l'Est, la vulnérabilité de l'enfant est pris pour une fragilité physique, émotionnelle et comportementale devant les forces maléfiques (les méchants, sorciers, mauvais esprits). Pour les conjurer, les rites sont exécutés à la naissance, durant les moments de maladie et à certains moments marquants de la croissance (rite du traitement du cordon ombilical, rite d'attribution du nom, prières, baptême, rite d'initiation culturelle à l'adolescence …etc.).

En général, le nouveau-né est entouré de tous les proches, les parents comme les voisins, et chacun y apporte sa part de soin pour que le bébé se sente accueilli.

D'ailleurs, celui qui s'absente à ces rites risque d'être étiqueté de « sorcier » si quoi que ce soit arrivait au bébé. Quoi dire d'un enfant déjà haï dès la naissance comme celui issu du viol ?

L'enfant semble être sacré, peu importe son histoire. La moindre action contre lui, même dans l'intention, est interprétée comme relevant de la sorcellerie. Et dans la culture, un sorcier mérite d'être pourchassé, malmené, et à la limite lapidé ou chassé du village. C'est ainsi qu'un enfant, même farouchement détesté reste protégé par la culture qui oblige tout le monde à s'occuper de sa vulnérabilité. L'administration publique comme la religion chrétienne, chacun ponctue cette rigueur en interdisant et en réprimant rigoureusement, tout autant l'avortement que l'infanticide, même dans l'intention. Pourtant, même cette protection porte une valeur plutôt métaphorique. Une forte stigmatisation est, en effet, vécue par les femmes violées et leurs enfants, issus du viol (GCRA 2012). A ce jour, ces enfants n'ont aucun statut juridique, aucune particularité ne les différencie des bâtards dans les Eglises chrétiennes pour qu'ils accèdent facilement aux sacrements,…

Concernant la biographie de Jo, sa grand-mère l'évoque en disant qu'à la naissance, il pleurait beaucoup. Quand il avait faim ou, qu'il avait besoin qu'on change ses couches, il criait. Ces cris ne trouvaient pas souvent un écho favorable chez sa mère et vers l'âge de trois mois, il pleurait très peu. Il était très maigre parce que sa mère ne le laissait pas téter jusqu'à satiété. A trois mois, un complément alimentaire lui a été ajouté, c'était le sevrage partiel. Le complément était fait de bouillie à base de farine de sorgho, assaisonnée avec un peu de sucre et cela le calmait. A six mois, il ne tétait pratiquement plus, sa mère prétextant ne plus avoir suffisamment du lait. A cet âge donc, il avait quatre dents et pouvait manger presque tous les repas des adultes, à condition de les écraser sous les doigts avant de l'introduire dans sa bouche. Il n'est jamais tombé malade, sauf le rhume, un jour qu'il est resté dans le froid le soir. Physiquement, il a toujours été robuste.

Quelques jours après sa naissance, ses yeux s'ouvraient déjà et tétait avec vigueur. A un mois, son cou était bien solide et tenait droit. A quatre mois il était assis et à six, il marchait à quatre pattes pour se mettre debout à dix mois. A son premier anniversaire, il marchait déjà. Il a balbutié à cinq mois, et à huit mois, il prononçait déjà papa et maman. A un an, il émettait des courtes phrases mais après la deuxième année, il pouvait poser de question et exprimer son besoin (dire qu'il a faim ou qu'il va aux toilettes). Il a rapidement acquis la maitrise de ses sphincters et n'a jamais présenté de trouble du sommeil.

Jo, la résilience par la dissociation ?

Comment la résilience a-t-elle été opératoire chez Jo ? Qu'est ce qui semble lui permettre de tenir, d'être ou simplement d'exister ? Est-il dans la dissociation ?
La dissociation, telle que décrite par Janet, est une compartimentation de l'appareil psychique faisant qu'une zone est « séquestrée » et non volontairement accessible alors que l'autre mène une vie cohérente avec le monde extérieur. Cette dissociation qui voit se créer deux compartiments dans la même personnalité se rencontre plus souvent chez les adultes ayant connu des traumatismes singuliers pendant l'enfance. C'est un processus utile à l'intégration des connaissances permettant à l'enfant d'acquérir des expériences, même contradictoires, tout en gardant ses capacités intellectuelles dans les limites normales. À ce propos, Cardeña décrit l'existence d'une « partie apparemment normale de la personnalité » qui cohabite avec une « partie émotionnelle » de la personnalité créant une ligne de démarcation étanche entre les deux.
Même si les intrusions de la zone émotionnelle peuvent, parfois, faire irruption dans les émotions et par là, produire un comportement aberrant à certains moments, toutes les facultés logées dans la zone dite normale vont exprimer une personnalité cohérente au monde extérieur et donner, à terme, des capacités pour mener une vie adulte « normale »,

ne tenant plus compte du traumatisme subit. Pratiquement, la personnalité « offusque » des traumatismes dont pourtant les traces mnésiques du souvenir existent mais dans une zone non volontairement accessible. Grâce à la dissociation, l'enfant peut apprendre, jouer, s'amuser et se tenir correctement par rapport à la discipline sociale établie et à la fin, grandir en ayant accès à des compétences comme d'autres enfants même s'il traîne une histoire chargée des traumatismes étiquetés de « grave » par d'autres mais qu'il aura « oubliée ». Dans ce cas, la dissociation est un des tuteurs internes de la résilience autant qu'il constitue un mécanisme de *coping*. Cela a certainement permis à Jo d'être très souvent dans le jeu. Il a ainsi sublimé de par ses activités sportives, la problématique dans laquelle il est plongé malgré lui. Le concept de résilience est issu de la mécanique où il signifie la capacité, pour un métal, de retrouver sa forme après avoir subi une déformation. Par la suite, il est passé en psychologie clinique pour signifier la flexibilité, l'élasticité dont la personne est dotée, à mener une qualité de vie acceptable même après avoir vécu l'adversité.

La connaissance expérimentale de la résilience doit ses débuts aux travaux de l'Américaine Emmy Werner (1989). De 700 enfants d'une île d'Hawaï qu'elle a suivie pendant 30 ans, certains sont arrivés à s'adapter, comme adultes, dans la société sans avoir eu recours à une aide psychologique. L'anglais John Bowlby (1969, p. 7) définit la résilience comme une vertu possédée par « les personnes qui ne se laissent pas abattre ».

Bien que cette décennie ait vu se développer un réel regain d'intérêt autour de ce concept, attirant les auteurs et les chercheurs des domaines aussi diversifiés que variées (psychologie, psychiatrie, sociologie, psychanalyste, biologie, neurologie, c'est l'éthologue, neuropsychiatre-psychanalyste français Boris Cyrulnik qui a le plus contribué à diffuser la conceptualisation de la résilience. À ce sujet, il rapporte que « Le résilient doit faire appel aux ressources internes imprégnées dans sa mémoire, il doit se bagarrer pour ne pas se laisser entrainer par la pente naturelle des traumatismes qui le font bourlinguer de coup en coup jusqu'au moment où une main tendue lui offrira une ressource externe, une relation affective, une institution spéciale ou culturelle qui lui permettra de s'en sortir » (Cyrulnik, 2001).

Il est important de comprendre qu'il n'y a pas de réversibilité possible dans ce processus. Autant que le métal résilient traîne les marques que lui aurait imprimées l'impact du coup, la personne qui résilie n'oublie pas le traumatisme mais chemine et se développe avec. D'ailleurs, des auteurs comme R. Kaëset al. (1990) confirment que les marques du traumatisme confèrent des capacités au résilient, fort desquelles, il en sort gagnant. À ce propos, pour expliquer la relation entre traumatisme et capacité artistique, Schauder (2012 p.173) affirme : « le traumatisme est pressenti comme source de création à laquelle reviendrait une fonction défensive et réparatrice de l'effraction produite ». Il explique que dans ce processus, la sublimation serait à l'œuvre, pas comme produit des pulsions sexuelles pour atteindre un but socialement valorisé mais pour réparer le narcissisme blessé tel que le voudrait la pensée psychanalytique anglo-saxonne à travers surtout Melanie Klein. Bien plus, celui qui résilie n'est pas à comprendre comme une personne aux capacités hors de commun mais plutôt un humain, qui tombe dans la fragilité lui conférée par sa nature mais au-delà d'être tombé, il se relève et chemine dans la même direction que ses semblables.

Différents travaux, faits autour de la résilience s'attellent à démontrer qu'il s'agit bien d'un processus dynamique parce qu'elle n'est jamais définitivement acquise. Fédérateur, le processus résilient résulte d'une interaction complexe d'une constellation de facteurs, tant qu'internes qu'externes, qui favorisent son émergence dans une modélisation pas causale mais systémique ou circulaire. Si les facteurs internes sont constitutionnels et donc intrinsèques à la personne, ceux externes sont sociaux et environnementaux. Il est maintenant connu qu'il existe une résilience neuronale, sociétale, familiale, psychologique… et les spécialistes de chaque domaine sont à pied d'œuvre pour proposer des outils arrivant à sonder le niveau de résilience. Si les travaux de ces recherches pourront, à posteriori, déterminer dans quelle station a échoué le non résilient et la manière dont s'est débrouillé le résilient, ils resteront imparfait quant à prédire, à priori, quel enfant résiliera dans telle situation épouvantable.

C'est ainsi que le soutien de la grand-mère fut déterminant pour Jo. Peut-être que sa mère n'aurait pas pu faire mieux. Cette dernière n'a pas supporté le viol ni ses conséquences morales, sociales, environnementales. Elle est détruite dans sa chair et dans son esprit et ne peut en aucun cas, s'occuper d'un « enfant monstre, sanguinaire et impitoyable », reflet d'un violeur sans cœur et sans âme.

La grand-mère, elle, a pu trouver des ressources importantes pour survivre à trois viols. Le statut sérologique est la trace indélébile des agressions sexuelles qu'elle a subies. Et elle est toujours là, chancelante mais debout, meurtrie mais digne, foudroyée mais persévérante dans la vie, dans l'accompagnement de cet enfant des *Interahemwe.*

La mamie a certainement inculqué à son petit-fils une sorte de résilience salvatrice.

Autant, au niveau psychodynamique, P. Bessoles (2001) définit la résilience comme étant « la capacité individuelle à maintenir une homéostasie endopsychique et intersubjective dans des contextes traumatogènes », autant, au niveau intrapsychique, elle suppose un travail de « mentalisation » au sens de Tychey (2001) : « la capacité de traduire en mots, en représentations verbales partageables, les images et les émois ressentis pour leur donner un sens communicable, compréhensible pour l'autre et pour soi d'abord ».

C'est de cette façon que nous pouvons comprendre qu'un jeune garçon de 6 ans, se développe dans une société dont la haine n'est plus cachée. Il reste enthousiaste, il aborde les étrangers comme s'il les connaissait tout en sachant respecter les limites lui établit (il obtempère quand sa grand-mère lui refuse de sortir). Quand ses voisins le décrivent, ils rapportent un garçon gai, serviable, courageux et combatif. Parfois, des rumeurs courent le camp faisant état d'une possible attaque des groupes armés aux réfugiés et tout le monde panique sauf Jo. Ce voisin précise que s'il rencontre une vieille personne transportant un fagot, il s'offre candidat pour l'épauler. Naturellement, il rit facilement, joue avec tout le monde et est toujours joyeux.

Du fait que la résilience n'est jamais acquise une fois pour toutes, il est plus qu'important de s'investir dans l'émergence des facteurs la supportant. Ainsi, un travail sur la, revalorisation et l'estime de soi sera entrepris en plus de la culture de la créativité et l'imagination. La société devrait aussi jouer son rôle étayant.

Pour l'instant, Jo est inscrit à l'école du camp, depuis une année. Il a eu la note moyenne lui permettant de passer la classe. Selon son maître, il est serviable, joue avec d'autres enfants, sait fixer les règles du jeu, déclasse ceux qui ne les respectent pas, obtempère quand une remarque lui est adressée. En classe, il ne dérange presque jamais. Cependant, c'est lui qui, en premier, s'occupe d'un nouveau venu en classe pour le remettre dans le bain.

Jo, un géant aux pieds d'argile

Cette assurance qu'affiche Jo est tout à fait éphémère. Elle camoufle une contingence émotionnelle et d'un conflit latent en dedans, à moult regards :

Sa quête autour des images pictographiques renvoie à l'image qu'il a de lui en relation à celle qui lui arrive en reflet de sa

société. Quelle image a-t-il de lui-même ? Laquelle garde –t-il de sa société ? Laquelle croit-il inspirer à son entourage ? Laquelle de lui voit- il affichée par cette société ? …
Bref : les questions se posent autour, autant de l'image qu'il a de lui et de celle qu'il affiche que l'image qu'il voudrait avoir de lui et celle qu'il voudrait montrer au dehors. N'est-ce pas là une faille dans la tendresse maternelle, au sens de Consoli (2003) ? Pour elle, les soins corporels donnés par la mère à son enfant aident celui-ci, tout autant à reconnaitre ses frontières physiques et psychiques qu'à façonner et à intérioriser son image.
Quand il dit qu'il veut partir, fuir le regard des gens, n'est pas là une marque que tout n'est plus contenu.
Plus que tout, la question identitaire tient fortement à l'intégration de cet enfant dans la société. Mais, jusqu'où va sa prise de conscience de ce phénomène ? Peut-être pas maintenant, mais surement dans un avenir proche. Une large littérature a été consacrée au viol en RDC. Des débats ont été soulevés, aux niveaux national et international, autour du degré de déshumanisation que représentent ces exactions qui durent déjà deux décennies (Kwon, 2009). Les différents travaux trouvaient dans le viol une façon d'anéantir davantage la société congolaise, pour mieux l'assujettir. C'est ce qui ressort de l'interprétation des viols fait au grand jour, devant des spectateurs obligés à assister, des membres de la famille y compris. L'autre motivation reste de déchirer la société de l'intérieur par des pratiques incestueuses : les jeunes obligés à violer leurs parents.
Comme l'assaillant sait pertinemment que la chose sexuelle est taboue chez l'Africain, il actionne cette corde pour que la société meure de sa honte ainsi que l'affirme l'anthropologue Nahoum (2002): « le crime de souillure a ceci de particulier que la honte est portée par la victime, sous les regards et rires des bourreaux ». Les enfants, issus de ces viols massifs vient s'y ranger pour sceller davantage cette suprématie en constituant un stigmate *ad vitam* du bourreau dans la société

victime. Les enfants sont donc vus comme produit d'une souillure, à laquelle il n'existe pas encore de rite de remédiation.

D'autres auteurs trouvent, parmi les motivations, rependre le VIH-sida dans la population qui était, jusqu'alors, à basse prévalence dans la région (Braeckman, 2012). À ce titre, le viol devient une arme biologique mais pas n'importe laquelle ! À la différence des bombes dont l'utilisation en Syrie a défrayé les chroniques et a fait « tracer une ligne rouge », bombes qui, à l'explosion donnaient immédiatement des complications physiologiques conduisant à la mort dans les instants suivants si rien n'était fait, l'infestation par le VIH-SIDA tue longtemps après, ce temps lui ayant donné l'occasion de se rependre entre personnes. Dans ce contexte, un enfant issu du viol, conscient de ces réalités, aura peu des patterns pour étayer sa construction identitaire.

Si Moro (2002, P.41) affirme que « L'enfant naît avec un berceau culturel, il engage alors des interactions comportementales, affectives et fantasmatiques avec sa mère, avec son père, avec ses frères et sœurs, et progressivement avec le monde » ; si de leur part, De la Noë et Sharara (2004) affirment que « la réalité de l'enfant se construit à partir de l'enveloppe externe fabriquée par la mère à travers les premières relations mère-enfant », de quelle culture est issu l'enfant né du viol ? Au niveau sociétal, cet enfant se présente comme un métis, issu d'un mélange hétérogène tant au niveau culturel, idéologique que biologique.

La question posée par Moro (2002), quoi que dans un contexte différent, ne lui échappera pas : « comment assurer la permanence de mon identité malgré ma confrontation permanente au différent ? ».

Dans le même ordre d'idées, travaillant avec les femmes violées et leurs enfants, tous immigrés au Canada, Roussau et Marlotte (2006) posaient une question fondamentale : « la filiation en situation de vengeance est-elle une chose pensable ? ». Cette interrogation, étrange soit-elle, hante tout travailleur appelé au soutien des femmes violées et leurs enfants. Le paradoxe dans cette relation est lié au fait que l'enfant est farouchement détesté parce que représentant l'agresseur et en même temps, il constitue une partie de sa mère parce que venue de ses *entrailles*. Devant cette embrouille dans l'étiquetage de l'ennemi, l'agressivité serait retournée contre la personne elle-même de la mère.

*

Bibliographie

ANTHONY E-J., CHILAND C., KOUPERNIK C. (éds) (1982) L'enfant vulnérable. Paris : Presses universitaires de France

BESSOLES P. (2001) Processus originaires et facteurs de résilience.
Synapse 172, 1.

BONNET D. (1988) Corps biologique et corps social. Procréation et maladie de l'enfant en pays mossi. Paris : ORSTOM.

BOWLBY J. (1969) Continuité et discontinuité : vulnérabilité et résilience. *Devenir* : 4 : 7-31.

BRAECKMAN C. (2012) L'homme qui répare les femmes : violences sexuelles au Congo. Le combat du docteur Mukwege. Bruxelles : André Versaille éditeur.

CARDEÑA E. (1994) The domain of dissociation. In Lynn SJ, Rhue JW. (Eds). Dissociation: Clinical and theoretical perspective. New York: The Guilford Press

COJEAN A. Viols en RDC : la croisade du Dr Mukwege, [enligne]
Le monde du 27.11.2012. (Consulté le 30 janvier 2015) http://www.lemonde.fr/international/article/2012/11/27/viols-en-rdc-la-croisade-du-dr-mukwege_1796486_3210.html

CONSOLI SG. *(2003)* La tendresse._Paris : Odile Jacob.

CYRULNIK B. (2001) Les vilains petits canards. Paris : Odile Jacob.

CYRULNIK B. (1999) Un merveilleux petit malheur. Paris : Odile Jacob.

DE TYCHEY C. (2001) La résilience au regard de la psychanalyse. In MANCIAUX M. et al. (éds) La résilience : résister et se construire. Genève : *Cahiers médicaux sociaux*.

DE LA NOË Q., SHARARA R. (2004) De la vulnérabilité des mères migrantes et de leurs enfants à la résilience. In MORO M.R., DE LA NOË Q., MOUCHENIK Y. (eds). Manuel de psychiatrie transculturelle. Travail clinique, travail social. Grenoble : *Pensée sauvage*.

GCRA. (2012) Laissez-nous vivre. (en ligne ww.africamissionmafr.org) Laissez_nous_vivre_GCRA_Bukavu.pdf

GUINAMARD L. (2010) *Survivantes. Femmes violées dans la guerre en République Démocratique du Congo.* Paris : les éditions de l'Atelier.

KAËS R. et al. (1979) Crise, rupture et dépassement. Paris : Dunod.

KOUBI J, MASSARD-VINCENT J. (1994) Enfants et sociétés d'Asie du Sud-Est. Paris, L'Harmattan.

KWON S.R. (2009) Invisible wounds from the Congo war. CMAJ.181, 6-7: 367–8. doi: 10.1503/cmaj.090930

LALLEMAND S. (1981) Un petit sujet. *Journal des africanistes,* 51 : 5-22.

MARLOTTE C., ROUSSEAU C. (2006) Eclaboussures traumatiques et regard sur la filiation : Les enfants nés du viol. In BAUBET T., LACHAL C., OUSS-RYNGAERT L., MORO M.R. Bébés et traumas. Paris : *Pensée Sauvage.*

MORO M.-R. (1989) D'où viennent ces enfants si étranges ? Logique de l'exposition dans la psychopathologie des enfants des migrants. *Nouvelle revue d'ethnopsychiatrie*, numéro, tome ou volume : 69 – 84.

MORO M.-R. (2002) Enfants d'ici Venus d'ailleurs. Naitre et grandir en France. Paris : éditions la découverte et Syros.

NAHOUM G.-V. (2002) Anthropologie de la violence extrême : le crime de profanation. *Revue internationale des Sciences sociales,*174(4) : 601.

SCHAUDER S. (2012) Art et résilience. In B. Cyrulnik et G. Orland. Résilience: Connaissances de base. Paris, Odile jacob.

WERNER E. (1989) Children of the garden Island. *Scientific American* : 4, 76-81.

WINNICOTT D.-W. (1978) L'enfant et le monde extérieur. Le développement des relations. Paris : Payot.

WINNICOTT D.-W. (2004) Les enfants de la guerre. Paris : PBP.

*

Suivi psychopathologique d'une tentative de suicide au CHU de Fann.

Pr. P.L. Faye, Dr. R. D. Koumou, Pr. O. Ndoye, Dr. M. Camara, Pr. M.H. Thiam, Pr. M. Mboussou.

La tentative de suicide est un sujet tabou, particulièrement en Afrique. Dans la littérature, le passage à l'acte suicidaire peut découler des conflits familiaux, sentimentaux; de loyauté à un groupe, à une culture. Il s'est agi d'une étude de cas clinique à recueil prospectif, menée à la Clinique Psychiatrique Moussa Diop du CHNU de Fann-Dakar sur une période allant de février à mai 2014. Le matériel a été retranscrit fidèlement au fil des entretiens semi-directifs pour ne pas en altérer la dynamique. Dans ce travail, nous nous sommes intéressés au cas de Kéwé, jeune femme Sénégalaise, célibataire, aînée de sa fratrie, et fortement attachée à sa culture Lébou. Nous avons montré comment un changement du mode de vie a pu générer une angoisse absorbée par des troubles de conduites alimentaires. Kéwé jouait le rôle d'«enfant, parent de ses parents». Acculée par des responsabilités et des exigences trop importantes pour ses compétences cognitives, émotionnelles ou physiques. Elle était confrontée à des réponses parentales inadéquates, à un manque de reconnaissance. Dans nos commentaires et discussions nous aborderons les notions de parentification et de dépressivité chez une patiente en période de post-adolescence. Nous avons également évoqué le rôle de l'aîné dans nos sociétés africaines et le poids que peut représenter ce statut. Nous avons également tenté d'interpréter les rêves comme étant un recours aux ancêtres. Ce passage à l'acte brutal et impulsif peut s'expliquer par une réactualisation des conflits d'identification et une problématique précoce de séparation-individuation, à un moment où les mécanismes primitifs de défense étaient inefficaces

Note :
Centre Hospitalier National Universitaire de Fann, Dakar.
Centre National de Santé Mentale, Libreville.

Mots clés : Psychopathologie, tentative de suicide, parentification, post-adolescence, dépressivité, culture Lébu.

*

Introduction

La tentative de suicide (TS) ou suicide manqué fait partie des conduites qui suscitent beaucoup d'à priori. Les approches de définition vont d'une acceptation tout à fait subjective aux différentes approches, d'un auteur à l'autre, tout aussi personnelles et qui sont liées à des motifs expliquant et générant un acte tout aussi complexe.
Chez Baechler (1975), il n'existe pas de tableau type de suicide et tout acte suicidaire n'a pas le même sens. Durkheim (1960) précise, lui, qu'un homme qui se suicide ne peut se résumer à un chiffre dans les données statistiques, un cas psychiatrique, un phénomène social ou un objet de réflexion philosophique. Toute explication d'une TS nécessite une approche beaucoup plus globale.
Dans nos sociétés africaines, la TS est considérée comme un sujet tabou. Les prescriptions religieuses bannissent formellement le geste suicidaire et jettent l'opprobre sur le suicidant, et parfois sur la famille (Fall *et al.* 2011; Collomb 1999). Au Sénégal, pays à majorité musulmane, la TS est une

offense à Dieu et conduirait à un châtiment de ce dernier. Le Coran dans les Sourates III et IV dit ceci: «L'homme ne vient que par la volonté de Dieu et le terme de ses jours est écrit, ne vous tuez pas par vous-même car Allah est miséricordieux avec vous, et quiconque se tue par malice ou par méchanceté sera rôti au feu de l'enfer.»
Toutes ces approches nous amènent à penser que l'environnement, la culture, le groupe jouerait un rôle important dans le geste suicidaire. Notre travail s'articule autour de la problématique du suicide. Nous nous sommes intéressés au cas de Kéwé, sénégalaise de 29 ans qui a tenté de mettre fin à ses jours.

Méthodologie

Dans le cadre de cette prise en charge de tentative de suicide, nous avons reçu Kéwé et le matériel a été retranscrit tel quel au fil des entretiens pour ne pas en altérer la dynamique. Nous avons opté pour des entretiens semi-directifs d'abord bihebdomadaires puis hebdomadaire en ambulatoire dont la durée est de 1h45mn.
Pour des raisons éthiques, le consentement de la patiente a été demandé.
Selon les recommandations de l'Article 73[1] du code de santé publique français (CSP) et dans le souci de respecter la dignité et l'intimité de la patiente, tous les éléments pouvant permettre son identification ont été dissimulés sans altérer les faits. Par ailleurs, nous ne déclarons aucun conflit d'intérêt.

---

[1] « ...Le médecin doit faire en sorte, lorsqu'il utilise son expérience ou ses documents à des fins de publication scientifique ou d'enseignement, que l'identification des personnes ne soit pas
possible. A défaut, leur accord doit être obtenu ».

Matériel clinique

Kéwé est une sénégalaise de 29 ans, étudiante en histoire et géographie. Elle est d'appartenance culturelle Lébu, de religion musulmane et membre de la confrérie *layène*[1]. Elle a été référée par le service d'anesthésie-réanimation d'une structure hospitalière de Dakar pour une tentative d'autolyse.
Les antécédents personnels de Kéwé révèlent une consommation régulière, en quantité de plus en plus importante et en cachette, d'éponges (ménagères ou non) depuis l'âge de 13 ans. Au début elle constata un soulagement après ingestion. Elle raconta ensuite: «Je me sentais mieux quand j'en consommais. Je sentais comme une force qui m'y poussait, comme si je me parlais à moi-même. J'avais un besoin irrésistible d'en consommer. Je n'arrivais plus à me contrôler. J'en prenais tous les jours, par petits bouts, depuis que nous avions emménagé dans ce nouveau quartier [2]. Et je ne savais vraiment pas pourquoi». Actuellement, Kéwé dit qu'après chaque consommation, elle se sent angoissée car elle a le sentiment de ne plus pouvoir se contrôler. Entre le déjeuner et le diner, l'envie est plus forte et elle en prend davantage. Par ailleurs à l'âge de 17 ans, elle aurait présenté un tableau d'agitation psychomotrice.
Les antécédents familiaux révèlent une croyance ancestrale au *tuur* et *xàmb* [3]. La mère entendrait des voix, qui, alternativement chantent et racontent des histoires qu'elle ne comprendrait pas; des hallucinations auditives qui dureraient depuis deux ans, à peu près. Elle serait irritable et présenterait des insomnies. Le père de Kéwé, à l'âge de 14 ans, consommait de la poussière qu'il prenait sur les portes, les murs, les meubles… à l'insu de ses parents.

---

[1] Confrérie musulmane du Sénégal

[2] Nouveau quartier cosmopolite de Dakar

[3] lieu abritant l'âme du fétiche protecteur, sanctuaire des fétiches protecteurs de la famille

Il affirmait que s'il était parvenu à arrêter cette consommation de poussière, sa fille pourrait en faire autant. La poussière lui procurait un plaisir et un goût particulier qui l'attirait. La mère en son temps, était persuadée que les *rab* sont seuls responsables de l'attitude de son mari. Aujourd'hui, ces mêmes *rab* seraient selon elle, à l'origine de la consommation d'éponges chez Kéwé.

Kéwé est l'ainée d'une fratrie consanguine de cinq enfants

Depuis le déménagement Kéwé assiste aux querelles intempestives entre ses parents et cela marquerait le début de sa consommation d'éponges; elle dit qu'elle n'a pas d'amis dans ce nouveau quartier qu'elle n'apprécie pas du reste.

Le père se serait remarié en 1998. De cette union sont nés trois garçons dont le plus âgé aurait aujourd'hui 15 ans. Kéwé rapporte des mésententes qu'elle aurait avec cette nouvelle épouse de son père. «Papa, nous l'a présentée à la maison; et depuis, quand elle me voit, elle fait comme si elle ne me reconnaissait pas» dit-elle. En 2010, le père prit une troisième épouse avec qui il a un fils. Cette dernière n'a pas été présentée à la famille et Kéwé dit ne connaitre ni son demi-frère ni la mère de ce dernier. Chacune des épouses résideraient dans des quartiers différents. Le père passerait deux jours dans chacun de ses foyers selon un calendrier précis.

Les deux premières épouses entretiendraient des relations conflictuelles, cependant la seconde et la troisième auraient de bons rapports. La première et la troisième ne se connaissent pas du fait des problèmes survenus à l'arrivée de la seconde épouse.

Kéwé explique que « à cause de toutes ces femmes, mon père est absent de la maison, je le vois de moins en moins et ça me fait mal. J'ai tenté de lui soutirer des explications mais très vite, il m'a fait comprendre que j'étais jeune et que je ne devrais pas m'occuper de ces choses ». Kéwé décrit la relation entre sa mère et elle en ces termes : « Il y a parfois des hauts et des bas, mais je l'aime et lui raconte quasiment

tout, c'est mon amie ». De son père, elle dit: « C'est mon père, c'est tout. Je le respecte, mais il a abandonné ma mère, je lui en veux, il est inconscient, et n'assume plus ses responsabilités de père de famille ».
Selon Kéwé, elle serait la seule dans sa famille à avoir obtenu le BAC. Ses frères et sœur en âge de se marier ne le seraient pas et n'auraient pas d'enfants. Kéwé se décrit comme une personne réservée, timide, pas méchante, et ne voulant pas la souffrance d'autrui. De façon récurrente, elle déclara: « J'ai peur, peur que l'on m'abandonne ».

Entretiens à trois jours de la TS

Kéwé se présenta à nous, perplexe, avec un regard fuyant, une mimique triste. Le contact a été bon, dans l'ensemble, même si par moment, elle était réticente à parler certains faits. «Dois-je le dire?» disait-elle souvent avec un petit sourire en balayant la pièce de son regard. Par moment, le rythme de sa voix devenait plus lent, surtout lorsqu'elle retraçait certains évènements douloureux. Elle marquait des pauses d'environ deux minutes, soupirait avant de poursuivre. Depuis la TS, la patiente partagerait le même lit que sa mère et, selon celle-ci, aurait un bon sommeil. Elle aurait également arrêté la consommation d'éponges, sans angoisse. Elle le formule en ces termes: «Je dors mieux depuis que je suis avec ma mère, elle me prend dans ses bras, je me sens bien, je me sens en sécurité. Et depuis, j'ai arrêté de manger de l'éponge ».

Nous avons noté des signes de tristesse avec des sentiments d'inutilité, de culpabilité et des idées suicidaires lorsqu'elle dit: «Je ne sais pas quelle genre de grande sœur je suis, je ne suis pas un exemple, je consomme des éponges, ce n'est pas digne». «Je ne me sens pas bien depuis que mes parents se querellent, j'ai envie de tout oublier et de disparaitre, à quoi je sers? J'ai envie de tout oublier et mourir». «Je vis mal le fait que mon père a démissionné de son rôle de père, il est

absent de la maison, ne partage pas ses nuits avec ma mère, et ne lui donne pas suffisamment les dépenses mensuelles. Tout cela me fait vraiment mal, j'ai du mal à supporter l'idée qu'elle puisse souffrir autant.
Nous souffrons tous de la situation mais mon père s'en fout royalement». «Je voudrais tout oublier et m'effacer, mourir». «Ma mère que j'aimais tant s'est mal adressée à moi, comme si c'est moi qui devrais tout faire parce que je suis l'aînée». «Je sais qu'ils sont fâchés contre moi, à cause de ma consommation d'éponges». « Ma sœur de 23 ans me regarde bizarrement, c'est surement à cause de cela». «Ma mère souhaiterait quitter le foyer conjugal face à tous les problèmes familiaux. C'est encore une situation de conflits et je ne sais quoi faire. Mais je n'ai pas d'autres options que de la gérer » dit-Kéwé.
A propos du père, il diminuait pension alimentaire chaque fois qu'il payait les ordonnances. Ce qui entraine chez Kéwé un sentiment de culpabilité. Elle dit: «Je me dis que c'est à cause de moi que ma famille ne mange pas bien, j'ai eu du mal à présenter un bon d'examen à mon père car déjà il a l'ordonnance de ma mère et n'a pas encore acheté les médicaments prescrits. Docteur, je suis obligée de tout supporter pour que les autres ne souffrent pas. Je supporte les remarques de ma mère sur mon père et celles de mon père sur ma mère. Je dois réfléchir lorsque je m'adresse à mes parents, pour ne pas dire exactement ce que l'un a dit sur l'autre. C'est à travers moi qu'ils communiquent.»

Entretien à huit jours de la TS

Kéwé nous salua chaleureusement et nous dévisagea tout au long de l'entretien. Elle évoqua ses rêves. A certains d'entre eux, une interprétation culturelle y était associée. Il en était de même pour la consommation d'éponges: « C'est comme si j'étais sous l'emprise d'une force qui me pousse à faire des choses interdites, ce n'est pas normal. C'est aussi ce que pense ma mère en incriminant les *rab* ».

Dans plusieurs de ses rêves, Kéwé décrit un vieillard. Il porterait une barbe blanche, un bâton à la main comme un berger, et se serait vêtu d'un boubou blanc. «Quand je le vois, dit Kéwé, je sais qu'il a besoin de quelque chose. Je vais voir la prêtresse qui traduit le rêve et c'est elle qui nous dit ce qu'il faut faire, puis on effectue des rituels. Ce vieillard passe par moi pour envoyer un message à mon père. Il dit que mon père devrait plus s'occuper de lui car il l'aurait abandonné». Le vieillard symboliserait pour Kéwé, l'«esprit de la famille».

Deux mois avant la TS, Kéwé rêva du *Kuus*[1], qui serait un petit génie, un lutin. Elle dit n'avoir pas pu identifier son visage. Dans le rêve, le *Kuus* était placé dans son dos. Elle n'a pu l'apercevoir qu'en penchant un peu sa tête en arrière. Il était de petite taille, trapu, vêtu comme les lutteurs. Il portait un cache-sexe, des *gris-gris* sur le torse et autour de la taille. «Ce n'était pas beau à voir» dit-elle. Puis continuant à relater son rêve, elle nous dit: « Ce *Kuus* s'est rapproché de moi, je pouvais sentir son souffle sur mon cou et ses mains comme s'il me caressait sans me toucher réellement comme s'il avait envie de moi. Il donne l'impression de me caresser le visage sur le côté, il veut m'embrasser, rapproche son visage du mien. Je le ressens ». Kéwé pense que le *Kuus*, ne l'a pas touchée dans son rêve grâce aux sourates qu'elle récite la nuit avant de se coucher.

Elle demanda à son père s'il possédait un fétiche qui se transformait en *Kuus*. Ce dernier sollicita la prêtresse, garante du *xàmb* qui lui dit que les génies du *xàmb* se manifestaient sous la forme d'un serpent, d'un crabe, ou de lutins (*Kuus*). La vue de ceux-ci serait un mauvais présage. Le *Kuus* annoncerait une maladie mentale. Des sacrifices ont été demandés.

[1] Lutin

Après le passage à l'acte suicidaire de Kéwé, la prêtresse aurait dit à ses parents: « Kéwé est une enfant qui devrait réussir dans la vie, je vous recommande de la surveiller par rapport à ses agissements.
Ce que Kéwé a présenté, pourrait être des manifestations du génie. Mais je vous conseille de vous tourner d'abord vers la médecine moderne, même si je vous propose des rites de protection contre cet esprit malin ».

Entretien quatorze jours après la TS

Kéwé était souriante et nous salua chaleureusement. Elle est revenue, lors de cet entretien sur les conflits que rencontrent ses parents. Elle aimerait que son père soit plus reconnaissant envers sa mère, pour tout ce qu'elle aurait fait pour lui. Elle nous a raconté que sa mère aurait quitté le foyer conjugal à trois reprises, puis serait revenue à la demande de Kéwé. La première fois, la mère aurait quitté le foyer avec ses enfants. Ils vivaient alors tous dans une chambre. Kéwé nous dit: « J'ai dit à ma mère que nous avons laissé la maison de mon père où il y a suffisamment d'espace pour nous retrouver à l'étroit, c'est insupportable. Je suis d'abord revenue seule chez mon père, puis je suis allée chercher mes autres frères et ma mère. C'est moi qui ai tout fait pour aller les chercher. Parfois je m'en veux d'avoir fait ça car j'ai l'impression qu'elle souffre maintenant. Je sais que ma mère a besoin de mon père, c'est pour cela qu'elle ne dort pas bien des fois ».
Kéwé dit avoir peur de vivre ce que sa mère vit avec son père. Elle reproche à sa mère de rétorquer quand le père lui parle, elle n'aimerait pas être comme cela. « Quand je vais me marier j'aimerais avoir un modèle mais je n'en ai pas. Si mon mari se comporte mal dois-je répliquer comme ma mère? », se demanda-t-elle.

Elle nous rappelle ensuite que les disputes de ses parents sont à l'origine de ses troubles, « j'établis un lien entre ce que je ressens et les problèmes de ma famille.
Je ne sais pas pourquoi mon père n'accepte pas que ma mère parte; lui, il peut trouver toutes les femmes qu'il veut mais ma mère ne peut pas avoir d'autres hommes. Mon père savait qu'il ne pouvait pas gérer tout cela, mais pourquoi, il le fait? Avant il prenait soin de ma mère! Je lui reproche d'avoir d'autres femmes. C'est à cause de cela qu'il ne s'occupe pas bien de nous ».
Kéwé revient sur son enfance heureuse avec ses parents, la comparant à ce que vivent ses frères aujourd'hui: «Moi, j'ai vécu au moment où mes parents vivaient le bonheur, mes frères eux sont habitués à la dispute. Par exemple ma sœur cadette, sourit quand les parents se disputent. Moi, je garde tout, et ça me fait mal. J'aimerais que mes parents se remettent ensemble. Docteur, vous ne trouvez pas normal ce que je dis? Tout enfant voudrait voir ses parents ensemble!».
Elle nous explique qu'il lui arrive de demander à son père pourquoi il ne partageait plus son lit avec sa mère. Il lui a répondu que sa mère est sa première épouse et que la maison lui appartenait; si elle le voulait elle serait venue le rejoindre dans sa chambre. Le père dit n'avoir aucun problème. Kéwé trouva que sa mère était trop orgueilleuse car elle disait que le père lui avait manqué de respect et ne voyait pas l'utilité de le rejoindre dans la chambre et de partager le lit avec lui.

Entretien vingt-et-un jours après la TS

Avec un large sourire Kéwé nous salua, et dit aller bien mieux depuis qu'elle vient aux entretiens: «Il y a des choses que je ne peux dire qu'à vous seule, je n'en ai jamais parlé à ma mère. Elle pourrait mal le prendre. Je me sens plus calme, sereine, et je me projette dans l'avenir, je ne veux maintenant ne penser qu'à moi et rien qu'à moi».

Par ailleurs, Kéwé a décidé d'avoir avec son «petit ami», une conversation à l'issue de laquelle, ils se seraient remis ensemble. Il lui aurait reproché d'être irritable, et de créer des disputes sans raison valable. Elle dit se sentir seule; c'est sûrement l'une des raisons pour lesquelles elle s'est remise avec lui et aussi parce qu'elle l'aimait. «On se raconte nos journées respectives, il raconte plus ce qu'il a fait, demande des conseils…Nous avons évoqué le mariage, je lui ai demandé d'attendre ma licence. Le problème est que ma mère voudrait que je me marie au plus vite et qu'avec lui, étudiant je devrais encore attendre. Parfois je me dis que je perds mon temps avec lui parce qu'il est étudiant et moins âgé que moi de trois ans. Mais je ne peux aussi épouser quelqu'un que je n'aime pas. Je dois me marier c'est un poids pour moi, je ne suis pas pressée. Je veux partir de la maison, mais j'ai une pensée pour ma mère et mes frères car mon père a d'autres familles maintenant. Je partage la souffrance des miens, peut-être suis-je la seule à souffrir. C'est ce que je pense. Je n'ai pas discuté avec mes frères, et je ne le ferai pas. Je n'aime pas trop parler» nous dit Kéwé.

Entretien à trente jours de la TS

Cet entretien a été marqué par la rencontre avec la famille de Kéwé. C'est durant cette séance que nous avons obtenu plus de détails concernant les circonstances dans lesquelles le passage à l'acte de Kéwé s'est produit. Nous avons d'abord reçu Kéwé, puis chacun des parents pour enfin les rencontrer tous ensemble.

La patiente arriva seule et nous informa que sa mère ne pourrait pas être présente. Elle semblait crispée et s'excusa en disant: «ce n'est pas de ma faute Docteur, ce n'est que ce matin que ma mère m'a dit qu'elle avait rendez-vous, dans une autre structure sanitaire pour un bilan de santé». Son père nous rejoignit quelques minutes plus tard, dès sa sortie du travail. Puis une heure après le début de la séance, la mère

arriva finalement. Nous avons appris par la suite qu'elle avait été convaincue par un proche.
Le père nous dit qu'il entretiendrait de bons rapports avec sa fille et qu'il l'encouragerait dans ses études, surtout lorsqu'elle eut à passer quatre fois le baccalauréat. Il la décrit comme intelligente, aimant les études: «Elle passe tout son temps à étudier». Selon le père, Kéwé est égoïste, car elle ne veut pas que l'on touche à ses effets alors qu'elle utilise ceux des autres. Il trouve que Kéwé reste en retrait depuis le déménagement et il mentionne une relation conflictuelle qu'elle entretiendrait avec sa mère. L'entretien avec la mère s'est fait en présence d'un interprète parlant wolof. Son discours était essentiellement axé sur ses problèmes conjugaux et elle sollicitait notre aide afin d'y mettre un terme. Elle décrit Kéwé comme quelqu'un d'irritable, de compliqué et la trouve très critique vis à vis des gens. Par exemple, elle ne ferait pas les courses dans les épiceries du quartier, elle ne les trouverait pas à son goût. Selon la mère, Kéwé s'appesantit trop sur les détails, elle est égoïste, et très réservée. Pendant l'entretien d'ensemble (en l'absence de l'interprète), les parents s'étaient assis aux différents bouts de la table. Ils évitaient de se regarder et ne se parlaient pas directement; le père jouait le rôle d'interprète lorsque la mère intervenait. Kéwé restait silencieuse, gardant les bras croisés en fixant la table.

Entretien trente-cinq jours après la TS

Kéwé était très calme, balayant la salle du regard, puis fixant la table de consultation. Elle était peu bavarde, répondait difficilement aux questions posées. Comme dans un soupir elle dit: «Je ne me sens pas très bien aujourd'hui». Puis elle se tut durant une dizaine de minutes. Ensuite elle reprit en disant: « Ma mère m'a annoncé dans le taxi qu'il fallait que je dise à mon père qu'elle allait partir de la maison et qu'elle ne reviendrait plus. Elle ne pourrait rester dans une maison avec des fondations qui allaient s'écrouler d'un moment à l'autre.

J'en ai parlé à mon père en reformulant la demande de ma mère. Je lui ai dit qu'en attendant qu'il fasse les travaux de la maison, ils iraient chez leur grand-mère maternelle. Ce que mon père n'a pas accepté».

Puis Kéwé reprit la conversation sur un autre sujet: «Je pense que la thérapie ne sert à rien, je n'en trouve pas l'intérêt.

Ça n'a rien changé en moi, c'est une perte de temps. Ces examens que vous avez demandé, ne servent à rien», puis d'un air triste et grave, nous dit « Docteur, c'est grave, je pensais qu'en venant vous voir vous auriez trouvé une solution à mon problème, ce qui n'est pas le cas. J'espère que je ne vous offense pas en vous le disant? J'ai recommencé à consommer des éponges depuis environ une semaine. Ma mère a décidé de dormir au salon, de peur que le plafond ne s'effondre. Je ne peux la retenir. Je suis restée seule dans la chambre. Ma mère et mes sœurs dorment au salon. Mes sentiments ne comptent pas. Ma mère m'a encore laissée, mais réclamer sa mère à tout prix à mon âge parait puéril. Je suis maintenant une adulte. Ma mère a pris sa décision, que puis-je y faire? Ce n'est pas grave, je vais gérer. Tout va bien. Des fois, j'ai envie de mourir pour me reposer. Le fait d'avoir repris cette consommation m'a attristée. Je pensais que j'allais tenir, mais hélas. Docteur pensez-vous que je pourrais y arriver?». A ces mots, nous nous sommes sentis déçus de n'avoir pas pu aider cette patiente, impuissants devant ses attentes, nous avons remis en question notre statut de soignant sans pour autant le laisser transparaître.

Elle nous dit ensuite: « Parler à mon père, devient un véritable calvaire, car je dois peser mes mots, c'est un poids, je devais lui dire que ma mère voudrait que l'on quitte la maison. J'ai dû réfléchir longuement pour trouver comment le lui annoncer. Je lui ai dit alors, ce que je vous ai dit avant. Mon père a dit qu'il aura de l'argent en décembre et qu'il refera les travaux. Je pense qu'il le fera. Mais ma mère veut à tout prix partir d'ici un mois. Il se pose à moi le problème d'avenir sans ma mère vu qu'elle dit ne plus vouloir revenir. Mais je dois me comporter comme un adulte.»

Entretien à quatre-vingt-onze jours de la TS

Kéwé nous fait savoir qu'elle se sentait mieux, qu'elle pensait maintenant plus à elle, à son bien-être… «Je pensais que je n'existais pas, comme si j'avais fait une croix sur moi, au profit des autres. Il n'y avait que les autres qui étaient importants à mes yeux». « Ma mère est partie de la maison avec mes deux sœurs cadettes. Je me suis installée en haut dans une chambre à côté de celle de mon père».

Discussion

En recevant Kéwé, une femme de 29 ans, auteur d'une tentative de suicide, nous avons vu un être fragilisé par la situation permanente de conflit au sein de sa famille. Elle a opté pour un acte suicidaire où la mort apparait comme un appel à l'aide, comme la réponse à une souffrance.
Elle se sentait non soutenue, non comprise par une mère qu'elle aime beaucoup. Pendant des heures, Kéwé ruminait, ne donnait plus de sens à sa vie. C'était comme une charge négative qui d'un coup aurait envahi son être, remis en question sa vie entière. Selon Olindo-Weber (1988), il existerait une vulnérabilité aux impacts extérieurs. L'environnement occupe une place importante. Le suicide serait une solution à un problème.
Le choix du mode suicidaire utilisé par Kéwé (ingestion de médicaments), serait-ce, comme le dit Olindo-Weber (1988), un moyen de se détruire de l'intérieur, de détruire tout ce qui n'est pas bien en soi? C'est aussi un mode considéré par certains comme non agressif, récupérable par rapport à la pendaison. Ce geste auto-agressif, apparemment «bénin», utilisé par Kéwé est un signal symptôme aussi important à percevoir que le geste suicidaire le plus élaboré. Il recouvre une réalité humaine complexe, parfois pathologique, toujours potentiellement mortifère.

Ce geste suicidaire revêt la signification d'un message qui s'est passé de mots pour représenter une histoire ou l'étape, d'une histoire dramatique. Kéwé a-t-elle voulu faire mourir son incapacité à changer la réalité conflictuelle entre ses parents en ingérant à la fois les médicaments provenant de son père et de sa mère?
La mort pour elle serait un passage pour une autre existence qu'une menace de finitude. Selon Caillard et al. (2010), il s'agit d'un véritable trouble en soi, que l'on est en droit d'autonomiser grâce à une symptomatologie particulière (le syndrome pré-suicidaire), ses modalités d'installation et d'évolution (la crise suicidaire), sa psychopathologie déclinable selon diverses grilles de lecture, sa composante familiale, voire génétique, sa physiopathologie biologique, ses formes cliniques: aiguë, chronique, secondarité ou comorbidité avec d'autres troubles psychiatriques.
La rencontre avec Kéwé nous a permis d'avoir un regard non pas de prescripteur, ni d'ordonnateur mais plutôt de celui qui accepte de se mettre dans une position de réceptivité pour apprendre quelque chose sur elle. L'écouter nous parler de ses rêves, de ses faiblesses, de sa culture… nous a permis de comprendre l'ampleur de ses pertes, de sa douleur. L'histoire de Kéwé nous a amenés à voir les différents mécanismes psychopathologiques mis en jeu, la place importante qu'occupent les croyances culturelles.
La lecture que nous faisons laisse apparaître les notions de parentification, concept de la thérapie familiale, de dépressivité, d'une patiente imprégnée de ses valeurs culturelles et à une période de développement qu'est la post-adolescence.

La parentification

Parler de Kéwé c'est parler d'une jeune femme en plein développement, d'une adolescence difficile à franchir, d'une

difficulté « à grandir» dans son rôle d'« enfant, parent de ses parents» (LeGoff 1999), dans son rôle d'«aînée».
Dans nos sociétés africaines, l'aîné occupe une place particulière. Il est le premier à être chargé du désir et des espoirs des parents et de la société; il est chargé de la vie de la future génération, et du poids de l'ancienne. C'est sur lui que tout repose; il doit donner le bon exemple, régler les conflits familiaux... Kéwé est bien consciente de ses devoirs et de ses responsabilités vis à vis de ses parents, de ses frères cadets et de la société. Toutefois, pour ce qui est de certains aspects de sa vie, ce rôle parait difficile à jouer.
La notion de parentification constitue l'une des plus anciennes notions de thérapie familiale systémique. Il s'agit de l'attribution d'un rôle parental à un ou plusieurs enfants dans un système familial (Simon *et al.* 1985). Pour LeGoff (2005): c'est «un processus relationnel interne à la vie familiale qui amène un enfant ou un adolescent à prendre des responsabilités plus importantes que ne le voudraient son âge et sa maturation dans un contexte socioculturel et historique précis et qui le conduit à devenir un parent pour son (ou ses) parent (s). C'est un processus impliquant toujours plusieurs générations qui plongent ses racines dans les générations des grands-parents et dont les conséquences peuvent toucher les générations à venir».
Une attitude assez fréquente chez les Bantou consiste à donner à un enfant le patronyme d'un parent décédé; et l'enfant est alors désigné par le lien parental. Ainsi un enfant peut être appelé «maman» ou «papa» par les parents, déterminant, de ce fait, un identifiant symbolique qui peut parfois être difficile à assumer pour l'enfant.
Dans ce travail, Kéwé présente tout d'un enfant parentifié dans sa relation avec ses géniteurs, avec ses frères cadets, avec son «petit ami». C'est à elle que chacun de ses parents s'adresse lorsqu'il veut communiquer avec l'autre. C'est elle qui reformule les propos (les rend plus polis, acceptables, dit-elle) avant de les transmettre. Lorsqu'à trois reprises sa

mère quitta la maison conjugale, Kéwé dit être celle qui, plus jeune, lui proposa de regagner son foyer.
Aujourd'hui encore, c'est elle qui assure les échanges d'informations entre ses parents. Kéwé assure donc une fonction de médiation, de confidence, de soutien moral.
Elle tente de maintenir l'unité familiale qu'elle sent menacée d'éclatement, de peine, de dissolution.
Elle renonce ainsi à son autonomie et adopte une position de «victime» pour unir sa famille. Elle devient l'arbitre, le médiateur permanent en réconciliation parentale.
Par ailleurs, Kéwé se dit que son rôle en tant qu'aîné serait de réconcilier ses parents. Ce comportement «maternant» est également observé dans sa relation avec son «petit ami». Ce dernier lui raconte ses journées et elle lui prodigue des conseils. Nous voyons là, comme décrit dans l'analyse transactionnelle, l'*État du Moi Parent* de Kéwé qui s'adresse à celui de son «petit ami» dans une transaction simple (Mortesa et al. 1995). Rappelons que ce rôle d'aîné lui a été déjà attribué par la société dans laquelle elle vit. L'aîné est le seul à qui il est demandé de faire plus, d'être plus, d'exercer le pouvoir (Faye *et al.* 2011).
Les parents attendent certainement beaucoup de Kéwé, comme fille aînée, mais elle ne se sent pas «créditée» pour ces contributions, ces sacrifices. Elle est parfois blâmée pour cela. Ses parents la décrivent comme une personne égoïste. Parfois, ses efforts sont perçus comme un engagement naturel et loyal; alors que la société a de grandes exigences à l'égard de l'aîné qu'elle compense en le valorisant constamment. A un moment donné, Kéwé s'est retrouvée acculée par des responsabilités et des exigences trop importantes pour ses compétences cognitives, émotionnelles ou physiques. Elle s'est retrouvée face à des réponses parentales inadéquates, mais aussi face à ses responsabilités.
Notre jeune femme se sentant lasse et dépitée décide ainsi de mettre fin à sa vie: «*j'ai envie de tout oublier et de mourir*» dit-t-elle souvent. Ce «ras-le-bol» aurait entrainé une vive réaction

émotionnelle que l'on pourrait assimiler à un trouble de conversion et pourrait être responsable du passage à l'acte suicidaire. Cela s'expliquerait par un processus de parentification trop long et non reconnu comme nous le décrit Le Goff (2005) et, serait à l'origine d'un manque de confiance en soi. On pourrait alors parler d'une *parentification destructive*.

Le processus de parentification prend forme chez Kéwé, où l'absence du père, l'impossibilité de «donner» et de «prendre soin» du père, entraine une sorte de stagnation, de mort... (Le Goff, 1999).

Cependant, à travers le fait de donner sans recevoir, apparait un conflit de loyauté, conflit d'endettement; une réclamation fondée sur le fait d'avoir investi, d'avoir donné.

Kéwé ne retrouve plus d'image du bon parent, de la bonne mère, de la bonne femme. Elle se réfugie dans la consommation d'éponge qui a initialement été source de plaisir (elle y trouve une certaine jouissance), puis une fois cette consommation révélée, elle est progressivement devenue un fardeau, un générateur d'angoisse, de honte vis-à-vis de sa famille. Elle se juge, se culpabilise et a l'impression que tous lui en veulent. Cette réaction a été observée par plusieurs auteurs. Beiser *et al.* (1992) ont noté ces sentiments de honte et de culpabilité dans une étude portant sur la géophagie chez les Sereer du Sénégal. Par ailleurs, Jurkovic et al. (1999), Jacobvitz et al. (1999), Byng-Hall (2002) ont observé que l'enfant parentifié non gratifié développe de l'anxiété, de la culpabilité, une faiblesse de l'estime de soi, de la méfiance relationnelle, des sentiments dépressifs et de honte. Toutefois, nous n'avons pas pu définir un syndrome dépressif pouvant expliquer la TS.

« *Kéwé est âgée de 29 ans et se situe dans la phase post-adolescente décrite par Bournova en 2013.*
Elle est confrontée à une problématique identitaire qui peut s'expliquer par la relation fusionnelle qu'elle entretient avec sa mère. Elle va intégrer la vie interne de sa mère comme décrit Ndoye en 2014 en parlant de Sora dans la Dora sénégalaise ».
Il s'agirait selon les psychanalystes d'une période de des-idéalisation douloureuse qui peut aller jusqu'à l'âge de trente ans: une transition plutôt longue qu'un seuil, qui permettrait de prolonger l'adolescence par une *processualité intermédiaire*, pour lui donner peut-être les moyens de son achèvement (Bournova et al. 2013). Cette notion est mal cernée dans les pays d'Afrique de l'Ouest probablement liées au fait qu'il y ait peu d'études consacrées à cette catégorie de population (Thiam et al. 2014).
A l'âge de 29 ans, Kéwé est une adulte en apparence, mais dont les questionnements nous font penser à une adolescente. Cet aspect de son vécu nous renvoie au «syndrome de Peter Pan» développé par le psychanalyste Kiley (1985) avec la notion de la peur de grandir à l'âge adulte, de «l'Enfant Intérieur» développé par Jung (LeBlanc, 1995) dans le «processus d'individuation». Dans les deux cas, c'est la partie inconsciente de Kéwé qui a besoin d'être secourue ou tout simplement reconnue dans ses besoins.
Etre responsable pour Kéwé suppose «grandir», abandonner ses rêves d'enfants pour accepter son statut d'aînée voire de parents. Par exemple lorsqu'elle dit en se référant à cette période de l'adolescence où son père n'avait comme seule femme que sa mère, elle se projette dans sa vision de la famille. Selon elle, sa famille vivait en harmonie avant le déménagement mais surtout, avant que son père ne prenne une seconde femme. Cette réalité est difficile à accepter par Kéwé: Nous voyons là, l'expression d'une nostalgie de «l'objet perdu» de l'enfance. Finir l'adolescence, pourrait-être

aussi, chez un sujet qui a sensiblement dépassé l'âge «légal», reprendre un processus, qui à l'époque, n'a pas pu suivre son cours normal. Servant (2013) évoque dans son expérience des situations qui ont imposé à ses patientes de jouer un rôle parental auprès de leurs parents, et donc de faire taire prématurément leurs revendications juvéniles. L'exemple de Kéwé en est une belle illustration.

Dans le «syndrome de Peter pan», les symptômes manifestés sont :

-L'Angoisse qui est le résultat des problèmes conjugaux de ses parents et qui se manifestent par un manque certain de communication entre ceux-ci. Kéwé devient alors l'intermédiaire ou l'interprète de messages cachés tous pris au premier degré. Les uns provenant de la mère les autres du père, étant contradictoires l'enfant ne sait plus vers qui se tourner ni même quoi faire pour les aider.

- La Solitude qui est le reflet du manque de présence des parents (Kéwé pour combler le vide décide de consommer l'éponge).

Les témoignages faits à Kiley (1985) permettent de dire que ce syndrome se développe dès l'adolescence et se manifeste par tous genres d'incertitudes et d'insatisfactions, comme nous pouvons le voir avec Kéwé dès l'âge de 13 ans.

Notre patiente présente un blocage émotionnel, c'est à dire que ses émotions ou sentiments sont bloqués voire même intensifiés (la colère devient rage, la joie devient «hystérie»...). En définitive, elle ne peut plus ressentir et ne sait plus ce qu'elle veut. Elle a une tendance à la paresse, à la procrastination.

La biographie et la dynamique familiale de Kéwé nous indiquent que les troubles ont débuté à l'âge de 13 ans lorsque la famille a emménagé dans un nouveau quartier, réputé pour son aspect cosmopolite. Ce déménagement pourrait correspondre au passage de la famille élargie vers la famille nucléaire; de la communauté vers un groupe plus restreint; des croyances ancestrales vers le monde moderne.

A cette période, son père se remaria. Ce qui l'éloigna de son premier foyer et donc de Kéwé. Le déménagement va coïncider avec la «destruction» du couple parental idéal; c'est pourquoi ce changement de domicile est synonyme de tristesse, et l'ancien quartier rappellera une période idyllique. Ce changement a été également marqué par le début de la consommation d'éponge. Kéwé présente cette consommation comme un moyen de défense face aux conflits que traversait sa famille. Elle l'illustre en disant : *A cette époque, je me sentais bien, quand j'en consommais, ça me calmait.* Cette «éponge» correspondait à une sorte de «masturbation psychologique» où seul le plaisir était ressenti, loin des regards, loin des frustrations. Le fantasme selon Fetjö (2013), jouerait un grand rôle, dans cette phase de développement, une fonction protectrice et le signe de primauté de la réalité psychique par rapport à la réalité extérieure. Nous avons vu en cette jeune femme une forme de dépendance affective où l'éponge jouerait un rôle de substance absorbant toutes ses angoisses; un désir de mettre ses parents sur le même lit, la même éponge. Nous remarquons également une conduite de l'agir très présente en cas de frustration, à 17 ans, lors des disputes fréquentes des parents, et aujourd'hui avec ce passage à l'acte suicidaire. Par ailleurs, il y a une notion de consommation de poussière chez le père lorsqu'il était adolescent. Cette consommation lui aurait également procuré du plaisir. Nous, nous sommes alors demandés s'il ne s'agirait pas d'un exemple de transmission transgénérationnelle, que Bowen (1984) a décrit en parlant d'«un héritage inconscient qui se transmettrait d'inconscient à inconscient». Aussi parlant de la thérapie avec la famille, Andolfi (1986) dit que le comportement d'un individu est un signal à propos de la relation existant à une phase particulière du cycle existentiel familial. De génération en génération peuvent se transmettre certains héritages psychologiques et donc peut-être la consommation de certaines substances non nutritives comme c'est le cas chez

Kéwé. Sur le plan cognitif une image négative de soi et de la honte (exemple de l'effet que la consommation l'éponge produit sur elle, une fois que cet acte est connu de tous). Kéwé se perçoit comme quelqu'un qui ne mérite pas de recevoir et n'a pas de référent sur lequel s'appuyer. Elle a du mal à identifier clairement ses besoins qui sont toujours en référence à ceux des autres, à une attitude qui tend à les minimiser, à la culpabilisation. Elle est dans une sorte de lien fusionnel avec sa mère qui fait qu'elle définit son identité par rapport à elle et est hypersensible face aux remarques de sa mère. Dans cette problématique identificatoire, comme dans le cas de Sora décrite par Ndoye (2014), Kéwé va intégrer la vie interne de sa mère jusqu'à s'approprier sa douleur. Prenant la place de sa mère, elle va être jalouse des autres épouses de son père. Après le départ de sa mère, elle va s'installer dans une chambre à côté de celle de son père.

Sur le plan émotionnel, nous avons l'impression que la maturité de Kéwé a été bloquée à un stade de son développement. Il y a eu une frontière dysfonctionnelle comme le décrit Mellody et al. (2004). Une sorte d'immaturité affective lorsqu'elle n'assume pas ses actes. Une forme d'hypersensibilité à l'abandon, que l'on voit clairement quand sa mère rejoint ses frères et sœurs au salon, et que son père passe ses nuits chez les coépouses de sa mère. Larivey (1999) à ce sujet décrit bien la puissance des émotions en mettant l'accent sur l'anxiété générée par ces actes et qui entrainerait parfois des nuits d'insomnie.

Sur le plan relationnel, on observe chez Kéwé des comportements contradictoires. D'abord dans la revendication de la responsabilité de ce père, décrit comme absent; puis à propos des situations dans lesquelles elle estime ne pas mériter autant d'attention que ses jeunes frères et sœurs. Cela nous amène à penser que Kéwé serait peut-être dans une période post-adolescence. Cette période d'identification, que rapportait Aulagnier (1984) en décrivant les deux principes du fonctionnement identificatoire et que

Sylla et al. (2003) ferait correspondre à un «moment critique». L'adolescent est condamné selon Richard (2013) à un travail autobiographique propre à modifier la version infantile de son histoire dans une «auto-altération bien difficile à assumer», nécessaire à la poursuite de son «projet identificatoire». Nous le voyons bien à travers les différentes préoccupations anxieuses de Kéwé.

La reconnaissance par le père, la mère, les frères cadets, de son statut d'aîné est le seul facteur qui selon Faye et al. (2011) pourrait aider Kéwé à confronter sa position et à asseoir son identité.

Kéwé voit une famille en conflits qui ne change pas, alors que tout sur son corps semble se transformer. Elle est confrontée à sa propre transformation, à sa volonté de devenir, à l'écart qui sépare le «devenu» de ce qu'elle imaginait devenir (Aulagnier 1984), à ce sentiment de non maitrise, à l'absence d'une réalité sans cesse en mouvement. Elle serait à la recherche de repères externes stables qui lui permettraient de faire face à ce sentiment de changement permanent. Elle devient femme, et probablement bientôt une épouse. Ce qui suscite en elle un ensemble de questions existentielles: « *Que vais-je devenir? Quel genre d'épouse serai-je? Serai-je comme ma mère, toujours en conflits avec mon époux?*

Toutes ses interrogations entretiennent une anxiété constante, des sentiments tristes.

La confrontation à la réalité peut conduire selon Fetjö (2013) à différentes formes de refus (refoulement, dénégation, déni), et donc à la mise en place de défenses entrainant des symptomatologies diverses. Le post-adolescent se sent dans une position passive, dans une absence de maitrise qui met à rude épreuve un narcissisme fragilisé. Dans une étude sur la TS par arme à feu chez l'adolescent, Thiam et al. (1999) soulèvent cette absence de maitrise comme facteur de vulnérabilité. Pour Richard (2013), il s'agirait d'un problème de «malaise dans la culture».

Dans une approche neuro-psychanalyste, Dayan et al. (2013) montrent que ces comportements impulsifs sont contemporains d'une réorganisation cérébrale majeure qui affecte électivement le cortex préfrontal. La découverte des caractéristiques anatomiques et fonctionnelles du remaniement cérébral permet la mise en perspective des neurosciences et de la psychanalyse. Deux conceptions de l'adolescence s'expriment toutes à la fois dans ces deux champs. L'une de ces conceptions dresse le tableau d'un adolescent aisément débordé par le pulsionnel (en psychanalyse) comme que nous voyons chez Kéwé ou par l'émotion (en neurosciences).

Dans le premier cas, il est postulé un défaut de mentalisation; dans le second, un défaut de contrôle du cortex préfrontal encore immature sur le cerveau limbique (émotionnel). L'autre conception, que nous soutenons, consiste en ce que le déséquilibre relatif entre émotion et cognition au cours de cette période, permet, par le biais de l'expérimentation sociale, y compris «impulsive», une adaptation fine de la structure, de la connectivité et de la fonctionnalité des régions préfrontales.

Selon Courtet (2010), les neurosciences ouvrent des perspectives d'innovations diagnostiques et thérapeutiques sur la question du suicide et TS.

Devant une dynamique familiale perturbée, un tableau clinique dominé par une certaine dépendance affective, nous n'avons pas pu poser un diagnostic clair de dépression ; mais plutôt un aspect de fonctionnement mental auquel est reconnu une sorte de qualité dépressive.

La dépressivité

La notion de dépressivité correspondrait à une *réédiction* d'un «refus d'investir le monde, les objets» que l'enfant a mis en place en réaction à une déception relationnelle première

(Mâle 1980). Pour Tyszler (2010), c'est un terme qui a été ajouté à la réflexion sur les dépressions.
Kéwé présente une dépressivité qui serait la *disponibilité à ressentir l'affect dépressif* (tourné vers le pôle objectal advenu), le processus au cours duquel surgit cet affect, l'activité psychique au regard de l'objet absent considéré comme perdu (Gutton 1986).
La dépressivité marque la limite de ce principe de substitution, de restauration de l'objet. Tournée vers la perte, elle serait la commune sensibilité à la relative imperfection du remplacement; elle se définit comme une force attractive opposée dialectiquement au travail de substitution (Gutton 1986). Une sorte de propension à la dépression ou bien encore un simple état transitoire soit avant le retour à un état «normal», soit préfigurant une dépression avérée (Nuss et al. 2008). La dépressivité est inhérente à la vie de Kéwé, régularise et rythme les aléas de sa psyché comme une sorte de capacité à se déprimer temporairement par l'informe et le sentiment de vide. C'est un trouble de l'adaptation. Ce sentiment d'un «instant» qu'a eu Kéwé avant le passage à l'acte suicidaire, ce «flirt avec la folie» d'un moment (Dopé Koumou *et al.* 2008). Tout sujet déprimé n'est pas dépressif, selon Gutton (1986) mais tout sujet déprimé montre par sa dépressivité qu'un travail psychique est en cours et qu'une aide psychothérapique est envisageable. Dans la déprime temporaire, il y a toujours perte de l'objet, actuel ou ancien, et donc transformation nécessaire des investissements conscients et inconscients. C'est un processus de deuil qui est à l'œuvre dans la dépressivité face aux perturbations de l'environnement (la mère de Kéwé n'est pas reconnaissante pour sa fille).
La dépressivité serait un schéma de personnalité à l'instar de la lignée névrotique, psychotique, perverse, limite. La dépression quant à elle ne serait que la décompensation de ce schéma. Elle donnerait, *des représentations à l'affect dépressif*, elle signale le travail de représentativité, la figuration du vide

(Gutton, 1986). A travers l'histoire de Kéwé, il y a une «réactivation» des pertes anciennes, le réveil de conflits mal ou non résolus selon Thiam et al. (2014). La notion d'objet perdu apparait avec la démission et «l'irresponsabilité» du père. Cette absence du père signifie aussi pour elle, absence de ce dernier dans le lit conjugal. Cette sollicitude revient sans cesse dans ses propos. Comme si, pour paraphraser le poète dramaturge du XVIIème siècle, une seule lui manquait et tout était dépeuplé. Nous voyons, une nostalgie de cette enfance merveilleuse où ses parents étaient selon elle *ensemble et heureux*. Ce passé perdu qui rend difficile l'acceptation du présent, la réalité de parents séparés.

Une tendance à la psychiatrisation systématique des états mentaux conduirait à prendre en considération les périodes de tristesse et de découragement persistants de Kéwé, voire les seuls états de morosité, comme des figures de la pathologie. Le mouvement dépressif mis en jeu par la perte ou l'abandon favorise la redistribution des investissements, véritable «réaffectation» (Dayan 2011).

Approche culturelle

Elle trouve refuge dans les croyances culturelles. A traves ses rêves, elle trouve une source d'apaisement; à travers ses rêves, elle contribue à la décision collective, à travers ses rêves, elle communique avec ses ancêtres et leur demande de venir l'aider à ramener ses parents à la raison.

Kéwé est une jeune femme d'appartenance culturelle Lébou du Sénégal. Ce groupe est concentré dans la presqu'île du Cap-Vert (Dakar). Une communauté traditionnelle de pêcheurs mais également d'agriculteurs dans laquelle les croyances ancestrales demeurent vives (Mercier *et al.* 1952). La femme y occupe une place importante.

Elle est la garante du culte des *rab* et du *tuur / xàmb*: *n'döepkat*[1] (Ndoye 2010). C'est la véritable gardienne des valeurs traditionnelles. Le non-respect des devoirs rituels entrainerait la colère du génie. Ce modèle structurel traditionnel tend à disparaitre au profit des religions importées et du modernisme. Les croyances vont être traitées de fétichistes, de démoniaques. Cette acculturation va progressivement «métisser» les pratiques traditionnelles et aboutir à une forme de syncrétisme où se mêle culture ancestrale, et religions importées (Mboussou et al. 2009). Il s'agit de croyances non polythéistes. Elles invoquent un Dieu unique bien que le culte s'adresse principalement à des génies, des esprits ancestraux appelés *rab*. Par suite du syncrétisme religieux, il arrive que le *rab* soit assimilé dans le vocabulaire à des *djinns* ou *saytané*[2] en wolof. Le *rab* n'est pas l'ancêtre mais il en est un double (Ortigues et al. 1984).
Bien que sous l'influence de l'Islam, la lignée paternelle gagne rapidement en importance chez ce peuple Lébu; la lignée maternelle reste prépondérante en matière de coutumes. Le père, lui, n'a autorité que sur la famille restreinte, et l'appartenance au lignage paternel n'entraine que des obligations secondaires (Ortigues et al.1984).
La famille de Kéwé est l'illustration de cet état de fait. La parole est donnée au père et peu de place est accordée à la mère, respectant ainsi le modèle qu'inspire la religion musulmane. Mboussou et al. (2009) et Ndoye (2010) ont également décrit cet aspect du métissage culturel.
En relatant ses rêves, Kéwé nous fait entrer dans ses croyances, sa tradition. Elle fait appel aux instances supérieures pour l'aider à résoudre les différents problèmes qui la perturbent, notamment celui de ramener son père à l'ordre, de réunir sa famille. A travers le vieillard, vu en rêve, nous voyons la représentation d'une famille en dérive et qui demande de l'aide. Par ce rêve, Kéwé réalise l'accomplis-

[1] Ndöepkat en wolof prononcé [ndƏppƏkat] : celle qui officie
[2] Mauvais esprits

sement de son désir. Elle y trouve, comme dans le fantasme, des ressources d'apaisements importants (Ndoye 2014).

Le rêve sur le *Kuus*, nous renvoie à la notion de *rab*. Dans la tradition, le *rab* serait un être spirituel pouvant se matérialiser sous des formes humaines ou animales, s'introduire dans le corps ou l'esprit d'un individu pour en diminuer l'état, la nature, le rendre malade, l'obliger à des actions qu'il ne désire pas (Mercier et al. 1952).

Le *Kuus* est un lutin plus vu dans les campagnes que la ville, qui suivrait les troupeaux, il aurait un faible pour le lait de vache, il aime téter. On le sait présent lorsque l'on entend les bruits de sa tétée.

La légende dit que le *Kuus* est un nain très habile à la lutte. Il possède une calebasse (*këlle*). On parle alors de *këllu Kuus*, la calebasse du lutin. On raconte aussi que quiconque le rencontre est mis au défi dans une séance de lutte; il cède à son adversaire la calebasse magique qu'il porte sur la tête si ce dernier remporte la victoire sur lui. Cette calebasse serait, alors source de richesse pour celui-ci. C'est donc une chance que de le rencontrer. La formule *wolof*: « *da nga for këllu Kuus*!» (Tu as ramassé la calebasse du nain!), vient illustrer tout cela. Diop (1960), dans les contes d'Amadou Koumba, évoque également le lutin qu'il appelle: *Kouss-le-lutin-Barbu.* Le lutin possède, une calebasse généreuse qui se remplit de tout ce qu'on lui demande. La calebasse du *Kuus* est symbole de récompense ou de punition. On récompense celui qui est bon et respecte certaines règles et une punition est infligée à celui qui entrave les accords. Dans ces contes, *Kouss-le-lutin-Barbu*, porte une longue barbe et de longs cheveux qu'il perd après une ruse de *Leuk-le lièvre.*

Par ailleurs, rencontrer le *Kuus* la nuit peut-être source de malheur. Si on ne parvient pas à le terrasser, on devient «un malade mental». Ainsi, on interdisait aux garçons de faire la cour les nuits du dimanche au lundi et du jeudi au vendredi, pour éviter de croiser le lutin. Il est aussi dit que c'est un *amant de nuit* ou un incube.

Cette image du *Kuus* est très proche de celle qu'a vue Kéwé, cet homme de petite taille, trapu, symbolisant le mâle dominant et qui aurait tenté de la séduire. L'économie psychique de cette séduction, c'est que Kéwé se rend compte qu'elle est l'objet de désir au regard de sa sensibilité au rejet.
Le rêve, compris dans sa nature renvoie à une compréhension de l'homme dans ses rapports avec le monde, les autres, le divin. Il renvoie à une vie de l'âme qui ne s'épuise pas dans sa fréquentation avec le visible et qui voit en lui l'invisible. C'est à cela que Kéwé nous amène à travers ses différentes images.
Le rêve est réel parce qu'il est signifiant.
Il matérialise le futur, contribue à la décision collective (Samb 2004). Il s'agirait selon le même auteur, d'un mode de communication qui déborde de la communication à l'état de veille dans le présent. Un mode de communication avec cet autre palier de l'univers africain, le monde des divinités, des esprits ancestraux, des êtres invisibles selon Mbodji (1998-1999). Ces êtres auxquels Kéwé fait appel pour la soutenir, la défendre.
Après Freud, Jung (1967) voit dans le rêve la voie royale pour aller à la rencontre de l'inconscient. Mais pour lui, le rêve est plus que l'expression du désir. Il contient un sens prospectif, c'est-à-dire tourné non seulement vers le passé mais vers le devenir global de la personnalité. Le rêve, en compensant une attitude consciente trop unilatérale, constitue souvent une invitation à élargir notre personnalité en accueillant les contenus de l'inconscient. Il est donc porteur d'un dynamisme de changement intérieur, d'un processus de transformation de la personnalité présent dans l'inconscient, que Jung a appelé *processus d'individuation*.
Pour Kéwé, ses rêves révèlent un sens caché à ses épreuves, à ses souffrances. Les symboles qu'ils recèlent lui permettent d'entrevoir des voies nouvelles là où son Moi restait bloqué, et stagnait dans des problèmes apparemment sans issue.
Ils la guident vers la découverte d'une créativité vivante. Comme ils émanent d'elle, ses rêves lui «parlent vrai» et sont

fiables. Pour notre patiente, comme pour sa communauté, le rêve appartient au registre culturel, au registre du sacré. La culture fournit des modèles de rêves dont les significations ne sont connues que des maitres du savoir caché, des guérisseurs (Ndoye 2010). Le *Kuus*, serait selon la *n'döepkat*, une des manifestations des génies du *xàmb*. Il traduirait un avertissement, un mauvais présage, une menace, un malheur etc. L'évènement malheureux annoncé pourrait être le passage à l'acte suicidaire de Kéwé. Le rêve prend ici une fonction de «passerelle» entre ce monde profane et le monde sacré (Mbodji, 1998-1999).

Selon les conceptions traditionnelles, la maladie, la mort, l'échec ont toujours une cause intentionnelle (Mboussou et al. 2009). Cette cause dans sa promiscuité immédiate, serait l'action d'un esprit, d'un ancêtre ou d'un homme. La *n'döepkat*, en déterminant la cause du mal, remet de l'harmonie dans ce système perturbé par le passage à l'acte de Kéwé. Il lui appartient de trouver la solution rassurante.

L'intervention du rab selon Ortigues et al. (1984), parait connoter un type de résolution des conflits. Une injonction à resserrer les liens avec les ancêtres du lignage et les ascendants immédiats (figures parentales, instance du surmoï). Il s'agit juste de se soumettre à la coutume.

L'adhésion de cette famille, de Kéwé, à son système de représentations, aux activités oniriques, aux contenus des rêves et aux traductions faites par la prêtresse, est forte. Dans une autre étude, Diouf et al. (2008) a mis en exergue, chez une patiente, l'impact des croyances culturelles dans les évènements qu'elle a vécus.

Le rêve portant sur le *Kuus* a amené la famille de Kéwé à revisiter les différentes apparitions de leur génie comme une forme de domiciliation à la terre des ancêtres. Nous le voyons aussi dans la présentation du cas Tiané décrite par Mbodji (1998-1999).

L'harmonie de l'Homme avec son environnement, non seulement social (famille, communauté ethnique), mais également spirituel (esprit des ancêtres, esprits du milieu et des dieux) serait maintenu par différents cultes : cultes des ancêtres, offrandes, sacrifices, respect des tabous (Mboussou et al. 2009 - Hureiki, 2005 - Diouf *et al.* 2008).

La description de l'appartenance culturelle de Kéwé nous permet de donner un sens à sa sémiologie. Il ne s'est pas agi pour nous, de nous fixer la culture comme seul signifiant, mais de souligner l'importance d'une telle approche.

L'éponge est une substance qui rappelle la mer, et donc ferait référence à ce peuple qui a pour activité la pêche. L'histoire de cette communauté rappelle bien les attributions des liens mystérieux avec divers habitants de la mer, des légendes relatives «aux génies» de la mer comme une «fonction conservatrice des mythologies». Nous, nous demandons si la relation à l'éponge serait-t-elle à l'image d'une relation d'objet pouvant maintenir un lien avec les ancêtres comme le définit Winnicott (2010) dans la relation d'objet transitionnel chez l'enfant. Toutefois nous pensons comme Lambert (1996) que cet objet transitionnel garde un caractère culturel.

H. Collomb (1999) ne dit-il pas que redéfinir le contexte culturel, la notion de groupe, les références culturelles, la structure familiale, les modalités de maternage, les techniques éducatives, les rites initiatiques, éclairent l'organisation de la personne et ses particularités.

Nous avons été éclairés sur la loyauté de Kéwé face à son histoire, sa culture, sa tradition (Michard, 2006).

Cette loyauté s'est appuyée sur des discours, des rituels. La loyauté se dégage alors en tant que pont entre l'individuel et le systémique. Tous les éléments du système sont impliqués dans l'existence mutuelle. La notion de loyauté est donc le «ciment éthique du système». La loyauté interindividuelle et la loyauté du groupe vont de pair, il y a un lien entre les attentes du groupe et celles des membres.

La loyauté est ainsi garante de l'homéostasie des obligations et de la dynamique familiale. « Kéwé paie au groupe des

obligations et elle en garantit par-là, l'équilibre». Cette notion de loyauté au groupe a été décrite dans la littérature (Reitter et al. 1996 - Tousignant et al. 1988 - Sylla, 2001).
L'Ecole de Fann, a toujours prôné cela en redonnant à la culture toute sa place dans l'expression sémiologique des troubles, la nécessité d'une approche ethnopsychiatrique compréhensive qui réhabilite le sujet souvent oublié.
Enfin de compte, la TS pourrait-être, le résultat de la mise en échec de toutes les instances surnaturelles auxquelles Kéwé a fait appel pour tisser le lien conjugal.

Conclusion

En guise de conclusion, nous dirons que le statut d'aînée peut constituer un poids comme nous le remarquons dans notre observation et faire en sorte qu'un enfant devient un enfant parentifié. Il se pose alors une problématique identitaire. Par ailleurs, la culture à travers le rêve est fortement représentée dans ce tin...
Enfin la TS semble être le résultat de la mise en échec de toutes les instances surnaturelles auxquelles notre patiente a fait appel pour tisser le lien conjugal.
La rencontre avec Kéwé, nous a permis de réaliser que le geste suicidaire est particulier pour chaque individu. Chaque patient est unique, et le monde dans lequel il évolue l'est aussi. Nous avons donc donné la parole à Kéwé.
Un évènement (de la vie courante) dont la résonnance affective peut être énorme, un mot, une phrase, vécus comme une provocation et c'est tout le système de défense apparemment déjà fragilisé qui s'écroule.
En occupant la position de fille aînée, elle s'est vue attribuée la responsabilité de toute une famille.
Depuis l'âge de 13 ans, Kéwé s'est identifiée à sa mère, elle a «réellement» pris sa place dans le foyer. Et cette mère se sert

de sa fille comme moyen d'expression de sa propre conflictualité.
Kéwé a recours alors à des mécanismes primitifs de type retournement sur soi, elle décide alors de consommer de l'éponge. Par petit bout, elle absorbe ses angoisses, par petit bout, elle essaie de reconstituer le lit conjugal défait de ses parents. Outre le rôle dévolu à l'aîné, à «celui qui montre le chemin», la jeune femme porte sur elle les difficultés conjugales de ses parents jusqu'à devenir un enfant parentifié. En quête d'amour et de reconnaissance, dans un besoin de satisfaire constamment l'«Idéal du Moi»[1], elle fait appel, à travers ses rêves, à des forces supérieures, à ses ancêtres. A l'image du plafond de leur maison qui tend à s'effondrer et qui demande réparation, elle invite ses ancêtres à l'aider à ramener à la raison ses parents, notamment son père; que ces derniers, tels des maçons, viennent rebâtir la «maison». Par ailleurs, la symbolique du *Kuus* revêt également cette quête affective.
Confrontée, à la réactualisation des conflits d'identification et de problématique précoces de séparation-individuation, à un moment où elle n'était plus capable de se montrer forte, Kéwé renonce brutalement et de façon impulsive à la vie. Ses mécanismes de défenses ont échoué dans leur fonction de régulation de conflit. Le passage à l'acte vient court-circuiter le processus d'intériorisation dans une relation difficile à aménager et trop conflictuelle

[1] Valeurs positives auxquelles aspire le sujet

Références

ANDOLFI M. (1986) La thérapie avec la famille. 2ème éd. *Coll. Sciences humaines appliquées.* Paris, ESF.

ARCE ROSS G. (2006) Dépressivité et troubles de la temporalité. *Bulletin de psychologie*, 3 (483): 323.

AULAGNIER P. Les deux principes du fonctionnement identificatoire. (1984) Colloque international de Paris. *Coll. Psychanalyse, adolescence et psychologie.* Paris: Payot : 73-84. Repris In: Un interprète en quête de sens. Paris: Payot; 1991. p. 411-22.

BAECHLER J. (1975) Les suicides. 2ème éd. revue corrigée et augmentée. Paris: Calmann-Lévy : 662p.

BEISER M, WINTHROP A, BURR, COLLOMB H et al. (1992)
Puubuq Lanq: La géophagie chez les Sereer du Sénégal. *Psychopathologie Africaine.* ; XXIV, 3: 349-66.

BOSZORMENYI NAGY I, SPARK GM. (1973) Invisible loyalties: Reciprocity in Intergenerational Family Therapy.
Hagerston, Md, Medical Dept, Harper and Row.

BOURNOVA K, KEBIR A-K, PASSONE S-M. (2013) Argument: Finir l'adolescence. Finir l'adolescence. *Revue française de psychanalyse*, 77, 2:329-33.

BOWEN M. (1984) La différenciation du Soi: les triangles et les systèmes émotis familiaux. Paris: ESF.

BYNG-HALL J. (2002) Relieving parentified children's burdens in families with insecure attachment patterns. *Family process*, 41: 375-88.

CAILLARD V, CHASTANG F. (2010) Le geste suicidaire. *Coll. Les âges de vie.* Paris: Masson.

COLLOMB H et COLLIGNON R. (1974) Les conduites suicidaires en Afrique. *Psychopathologie Africaine*, 10, 1: 55-113.

COLLOMB H. (1999) Etudes transculturelles. In LEBOVICI S., DIATKINE R., SOULE M. *Nouveau traité de psychiatrie de l'enfant et de l'adolescent.* Tome1 Paris: Presses universitaires de France : 363-421.

COURTET P. (2010) Suicide et tentative de suicide. *Coll. Psychiatrie.* Paris: Flammarion.

DAYAN J, GUILLERY-GIRARD B. Psychopathologie de l'adolescent et neurosciences: congruences et incongruences.
Archives de Pédiatrie, 2013; 20 (5) 206-7.

DAYAN J. (2011) Dépressivité et dépression à l'adolescence.
Adolescence, créer ou déprimer. Greupp Editions : 4 (78): 240.

DESHAIES G. (1947) La psychologie du suicide. Paris: PUF.

DIOP B. (1960) Tours de Lièvre. In: Les contes d'Amadou Koumba. Paris: Présence africaine : 107-17.

DIOUF JL. (2003) Dictionnaire wolof-français et français-wolof. Paris: Karthala.

DIOUF ML, NDIAYE M, COLLIGNON R, et al. (2008) Entre évènements de vie et croyances culturelles: un délire à la croisée des chemins. *L'évolution Psychiatrique*, 73 (1): 135-44.

DOPE KOUMOU R., MBOUSSOU M. (2008) Suicides et tentatives de suicide chez l'adolescent. IVème Congrès de la Société de Pédiatrie du Gabon. Libreville, 22-24 mai.

DURKHEIM E. (1960) Le Suicide: Étude de sociologie. Paris: Presses universitaires de France.

FALL L, SYLLA A, NDIAYE Nd.-D. et al. (2011) Tentative de suicide chez une enfant: une supposée rareté au Sénégal. *l'Info Psy.; 87 (5): 431-7.*

FAYE PL., SECK S., BÂ I., et al. (2011) La position d'aîné à l'épreuve d'un contexte familial déstructurant: une observation au CHU de Fann à Dakar.
Med Trop., 71: 81-2.

FEJTÖ K. (2013) La post-adolescence, une phase de développement.
Revue française de psychanalyse, 77 (2): 348-59.

GUTTON P. (1986) Dépressivité et stratégies dépressives. revue semestrielle de psychanalyse, psychopathologie et sciences humaines. *Déprimer. 4 (2): 171-78.*

HUREIKI J. (2005) Ethnopsychiatrie compréhensive*: Anthropologie critique de la psychiatrie.* Paris: L'Harmattan. 237p.

JACOBVITZ D, RIGGS S, JOHNSON E. (1999) Cross-sex and same-sex family alliances. Immediate and long-term effects on daughters and sons.
In: CHASE N.D. (éd.), Burdened Children: Theory, Research and Treatment of Parentification. Thousand Oaks: Sage Publications : 34-55.

JUNG C.-G. Ma vie: Souvenirs, rêves et pensées. Paris: Gallimard.

JURKOVIC GJ, MORELL R & THIRKIELD A. (1999) Assessment of childhood parentification. Guidelines for researchers and clinicians. In: N.D. CHASE (éd.), *Burdened children: Theory, research, and treatment of parentification.* Thousand Oaks: Sage publications : 92-113.

KILEY D. (1985) Le syndrome de Peter Pan: ces hommes qui ont refusé de grandir.. Paris: Robert Laffont .

LAMBERT P. (1996) Pistes de réflexion sur l'objet transitionnel en Afrique de l'Ouest. *Devenir*, 80: 21-35.

LARIVEY M. (1999) Dépendance affective et besoins humains. *La lettre du psy.* 3 (7): 9.

LEBLANC E. (1995) La psychanalyse jungienne. *Essentialis.* Paris: Morisset : 27-48.

LEGOFF JF. (1999) L'enfant, parent de ses parents: Parentification et thérapie familiale. Paris, Montréal, L'Harmattan : 254p.

LEGOFF JF. (2005) Thérapeutique de la parentification: une vue d'ensemble. *Thérapie familiale*, 26 (3): 285-98.

MALE P. (1980) Psychothérapie de l'adolescent. Paris: Payot.

MATOT JP. (2013) Finir l'adolescence. *Revue française de psychanalyse* 77 (2): 459-72.

MBODJI M. (1998-1999) Tiané une jeune fille en quête d'initiation: rêver chez les wolof-Lébou, ou comment communiquer avec les ancêtres? *Psychopathologie africaine* 29, 1: 7-21.

MBOUSSOU M, MBADINGA S, DOPE KOUMOU R. (2009) Religion et psychopathologie africaine. *Info Psy.*, 85: 769-74.

MELLODY P, WELLS MILLER A, MILLER JK. Vaincre la dépendance. Paris, *J'ai lu*: 249p.

MERCIER P, BALANDIER G. (1952) Particularismes et évolution. Les pécheurs Lébou du Sénégal. *Etudes sénégalaises.* Saint-Louis: IFAN.

MICHARD P. La thérapie contextuelle de Boszormenyi-Nagy: une nouvelle figure de l'enfant dans le champ de la thérapie familiale. Bruxelles: De Boeck Université.

MORTESA S, NUNGE O. (1995) Analyse transactionnelle. *Essentialis.* Paris: Morisset : pages.

NDOYE O. (2010) Le N'Döep: transe thérapeutique chez les Lébous du Sénégal. Paris, L'Harmattan : 238p. (Collection Psychanalyse et traditions, GRAPPAF, Hors série).

NDOYE O. (2014) Une «Dora» sénégalaise. In: NDOYE O. La Jeunesse Africaine: Mal-être, drogues, homosexualité. Paris, L'Harmattan : 121-45. (Collection Psychanalyse et traditions, GRAPPAF, Hors série).

NUSS P, FERRERI M. (2008) La dépression: guide à l'usage des patients et de leur entourage. *Coll. Nouveaux Traitements.* Montreuil: Bash.

OLINDO-WEBER S. (1988) L'acte-suicide: un rite intime de passage. Coll. Rencontres dialectiques. Paris: *Hommes et Groupes.*

ORTIGUES M-C et E. (2011) Œdipe africain. Paris, L'Harmattan : 324p.

PEREC G. (1998) Un homme qui dort. Paris: Gallimard : 218p.

REITTER M, VILANE A, SYLLA A. (1996) Conduites suicidaires sans frontières? *Médecine tropicale*, 56 (4 bis): 430-2.

RICHARD F. (2013) L'analyse après-coup de l'adolescence dans les cures d'adultes. *Revue française de psychanalyse*, 77 (2): 333-46.

SAMB D. (2004) Interprétations des rêves en Afrique noire (la Sénégambie). Suivi de la clé des songes de la Sénégambie, de l'Egypte et de la tradition islamique, 2ème éd. Bruxelles: Ediphis.

SERVANT B. (2013) Parentalité et fins de l'adolescence. *Revue française de psychanalyse*, 77 (2): 446-58.

SIMON FB, STERLING H and WYNNE LC. (1985) The langage of family therapy: a systemic vocabulary and sourcebook. New York: Family Process Press : 388p.

SYLLA A, NDIAYE M, SYLLA O, et al. (2003) Conduites auto-agressives de l'adolescent africain. *Médecine tropicale*, 63: 539-43.

SYLLA A. (2001) Malaise dans la famille africaine. *Les cahiers du GRAPPAF*, 2: 51-9.

THIAM M.H, BA I. & FAYE PL. (2014) Psychopathologie des troubles psychiques chez des adolescents au Sénégal. In: NDOYE O. *La Jeunesse Africaine: Mal-être, drogues, homosexualité.* Paris, L'Harmattan : 49-62. (Collection Psychanalyse et Traditions-GRAPPAF- Hors série).

THIAM M.H, GUEYE EM, BADIANE SB et al. (1999) A propos d'une tentative de suicide par arme à feu chez un adolescent. *Dakar médical*, 44 (1): 131-33.

TOUSIGNANT M, BASTIEN MF, HAMEL S. (1988) Ecologie de la famille, réseau social et comportements suicidaires en milieu scolaire. *Santé mentale au Québec*, 19 (2): 41-62.

TYSZLER JJ. (2010) Dépressivité. La clinique lacanienne. 1 (17): 159-66.

WINNICOTT D.-W. (2010) Les objets transitionnels. Paris: Payot, Rivage : 109p.

NOTE DE LECTURE

Anne Djamdjian, psychanalyste, Paris, France.

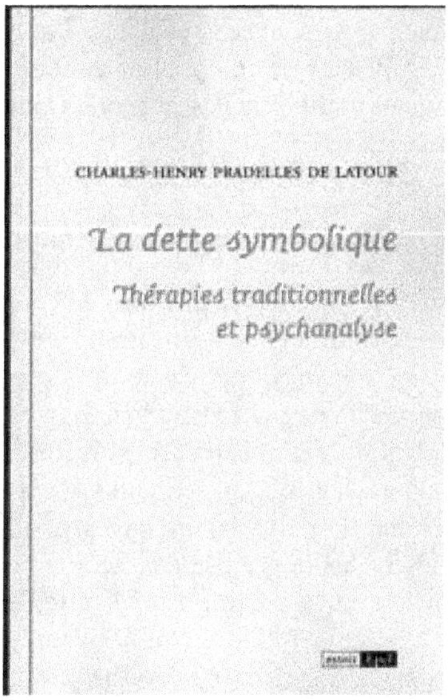

Charles-Henry Pradelles de Latour : « La dette symbolique » - Thérapies traditionnelles et psychanalyse - Epel - 340 p.
Charles-Henry Pradelles de Latour est psychanalyste, ethnologue-africaniste, directeur de recherche émérite au CNRS.

Comment l'inconscient et la vie sociale sont-ils mis en rapport ? Telle est la question centrale de ce nouvel essai de Charles-Henry Pradelles de Latour qui commence par un rappel historique : Freud avait déjà placé la psychanalyse dans le champ de la culture. Il avait également appliqué celle-ci à des matériaux ethnologiques. Il n'avalisait pas l'idée d'un inconscient collectif mais admettait l'idée d'une transmission de dispositions psychiques, de projections, partageables au sein d'un groupe. Parmi lesquelles la paternité, principal point de relais entre l'inconscient et l'ordre social. Plus tard, l'anthropologie dite psychanalytique lui emboîte le pas et valide le symbolisme du complexe d'Œdipe comme point de rencontre entre les différentes cultures.

Lacan de son côté considère implicitement que l'inconscient, Œdipe compris, n'est pas partageable. Il désarrime l'inconscient de l'unique référence au père pour l'inféoder au langage, altérité où le sujet peut se lire dans des effets de sens. Le curseur se déplace d'une intériorité à une extériorité en apparence. Comment à ce moment-là, pour Charles-Henry Pradelles de Latour, le rapport à ce vocable que Lacan nomme l'Autre passe-t-il du non-partageable au partageable ? Comment le sujet peut-t-il s'inscrire dans une vie commune ? L'auteur rompt avec la vieille tradition de l'unique référence au père en proposant la thèse suivante : le partageable passe dans certaines pratiques traditionnelles observées par lui, par quatre formes discursives élémentaires :

Magie, Sorcellerie, Plaisanterie et Religion.

Il propose ensuite une homologie entre ces formes de discours et les positions subjectives que le patient traverse successivement dans la cure psychanalytique : transfert, frustration, castration et privation, qu'il déroule successivement. Par exemple, un rite magique n'a de sens que sous-tendu par un transfert, pas de sorcellerie sans frustration, pas de religion sans idéal social vecteur de privation. Même lien entre la relation à la plaisanterie et la castration. Le parallélisme que Charles-Henry Pradelles de Latour développe ainsi éclaire à la fois les thérapies traditionnelles et la cure psychanalytique en les logeant dans le même chaudron. Lacan l'avait pressenti. Dans les unes comme dans l'autre, le patient sort d'une position subjective en basculant d'un discours à l'autre. « *Chez les Bamiléké du Cameroun par exemple, le guérisseur soigne son patient persécuté en le faisant passer du discours de la sorcellerie qui l'agite, au discours de l'alliance matrimoniale qui le pacifie, car fondé sur une dette sans contenu, symbolique, dette utilisée à des fins thérapeutiques. Le patient est ainsi vidé des ambivalences de la jouissance* ». Guérir revient à changer de discours.

Au confluent de l'ethnologie, de l'anthropologie et de la psychanalyse, ce livre est étayé par autant d'expériences vécues, d'immersions dans la vie quotidienne de sociétés où l'on glisse du terrain à la théorie.

Charles-Henry Pradelles de Latour en psychanalyste d'investigation apporte ici une aide précieuse, une thèse structurée, quelquefois difficile à absorber. Dans notre monde de discours morcelés, multiculturel, les liens entre les discours et les positions subjectives sont diffus. Y règne une certaine étrangeté à aborder les patients issus d'autres aires culturelles. On découvre ici une parole originale bienvenue, du grain à moudre depuis que les structuralistes ne sont plus là et que nous manquons de structures.

Charles-Henry Pradelles de Latour est psychanalyste, ethnologue-africaniste, directeur de recherche émérite au CNRS.

PARUS AUX ÉDITIONS L'HARMATTAN

Les Cahiers du Grappaf

N°1- Le Guérisseur et le Psychanalyste

N°2- Les repères dans la famille africaine

*

Psychanalyse et Traditions

N°3- La possession

N°4- Le regard et la parole

N°5- Le griot le psychanalyste & le cinéma africain

N°6- La femme et le continent noir

N°7- De Freud au trauma africain

N°8- Désir de mère et nom du père

N°9- Parlêtre mon frère

N°10- L'Afrique symptôme

N°11- Au Pays de la parole

Hors série : Le N'doëp

Hors série : La jeunesse africaine

Table des matières

Psychologie et psychanalyse

aux éditions L'Harmattan

Dernières parutions

EFFET (L') DIVAN
Éloge de la psychanalyse à l'usage de ceux qui veulent déployer leurs ailes
Blanco Valérie
L'analyse, est-ce vraiment ce qu'on entend parfois dire : c'est pour les riches, les intellos, les nombrilistes ? Et le psy, à quoi s'apparente-t-il ? À un coach ? À un gourou ? À une bonne âme bienveillante ? Dans ce livre, Valérie Blanco balaye et bouscule tous les clichés sur la psychanalyse. Elle montre comment la psychanalyse et l'analyste opèrent, quels en sont les principaux ressorts. Au ton vif et accessible, cet ouvrage fait l'éloge d'une psychanalyse moderne, capable d'aider chacun à déployer ses ailes.
(Coll. Études Psychanalytiques, 16.50 euros, 156 p.)
ISBN : 978-2-343-05001-0, ISBN EBOOK : 978-2-336-36516-9

LACAN ET L'ÉDUCATION
Manifeste pour une clinique lacanienne de l'éducation
Ponnou Sébastien
La question des liens entre éducation et psychanalyse a largement été débattue dans la littérature universitaire en sciences de l'éducation, la littérature professionnelle du secteur du travail social, et la littérature psychanalytique de langue française. Or, la comparaison entre ces trois champs laisse apparaître qu'il n'existe pas de mise en exergue d'une conception lacanienne de l'éducation. Partant de ce triple constat, Sébastien Ponnou a étudié l'ensemble du corpus lacanien, paru et inédit, afin d'en dégager les occurrences pertinentes sur le thème de l'éducation.
(Coll. Psychologiques, 16.50 euros, 166 p.)
ISBN : 978-2-343-04968-7, ISBN EBOOK : 978-2-336-36508-4

PSYCHANALYSE (LA), LA LITTÉRATURE, LE CINÉMA ET VOUS
Psychanalyse de quelques oeuvres et de ceux qui les aiment
Batail Jacques
J. Batail analyse ici *La Barbe-bleue* de Ch. Perrault, *L'Eau des collines* de M. Pagnol, *Grand Bleu* de L. Besson, les deux *Terminator* de J. Cameron et *Harry, un ami qui vous veut du bien* de D. Moll. Son ouvrage vous offre les attraits d'un roman policier : sur divers crimes, l'enquête reprend pour accéder à une vérité plus profonde. Il vous amène à parcourir le double paysage de ces oeuvres et de la psychanalyse, et à repérer ce qui vous émeut et vous ressemble.
(Coll. Études Psychanalytiques, 24.50 euros, 246 p.)
ISBN : 978-2-343-04917-5, ISBN EBOOK : 978-2-336-36706-4

PASSE (LA) DANS LE ROMAN
Cure analytique et roman familial
Lefevre Alain
La cure analytique analyse le roman familial de l'analysant, car l'inconscient organise celui-ci. De la même façon analyse-t-on le roman familial de l'artiste dans une oeuvre d'art ? Freud s'y est essayé en provoquant des malentendus. L'artiste est-il plus intelligent ou plus bête que son œuvre ? La fiction littéraire que nous écrivons dans cet essai est-elle un roman psychanalytique ? Pour le moins le personnage de Viktor dit la vérité, une vérité où rien n'est vrai, où tout est vrai. Le personnage dans cette fiction répond aux questions que l'auteur pose.
(Coll. Psychanalyse et civilisations, 23.00 euros, 234 p.)
ISBN : 978-2-343-05188-8, ISBN EBOOK : 978-2-336-36809-2

CHAMANISME ET AUTOHYPNOSE
Lange Jean-Marie
Cet ouvrage démontre les liens qu'entretiennent le chamanisme et l'autohypnose. Le chaman veut rendre son autonomie au sujet, il veut «rendre à l'autre l'expérience qu'il a lui-même reçue». C'est ce que nous appelons dans nos sociétés actuelles les psychologies holistiques : autohypnose, ethnopsychiatrie, psychogénéalogie, psychologie interactive, méditation zen dont les principaux théoriciens sont présentés en deuxième partie.
(15.00 euros, 150 p., Illustré en noir et blanc)
ISBN : 978-2-343-04534-4, ISBN EBOOK : 978-2-336-36821-4

JEAN PIAGET SIMPLEMENT EXPLIQUÉ AUX ÉTUDIANTS
Makanga Jean Bernard - Préface de Daniel Franck Idiata
Cet ouvrage tente d'expliquer et d'expliciter le parcours et l'œuvre de Jean Piaget dont le développement de l'intelligence constitue la trame de sa théorie constructiviste. Partant de cet objectif éminemment pédagogique, ce livre s'adresse aux étudiants de psychologie et des sciences du langage spécialisés en psycholinguistique, qui étudient l'œuvre de Jean Piaget dans leur programme de licence ou de master.
(16.50 euros, 170 p.)
ISBN : 978-2-343-04956-4, ISBN EBOOK : 978-2-336-36835-1

MANAGEMENT DE L'ÂME OU *SEELENBEHANDLUNG* SELON SIGMUND FREUD
Stoïanoff-Nenoff Stoïan
L'âme on en parle : l'âme des poètes, l'âme féminine, l'âme du monde... Mais aussi les âmes multiples qui animent les automates qui foisonnent de nos jours. L'âme que l'on bichonne et que l'on soigne, qu'on vend ou que l'on échange, et c'est là que Freud nous interpelle avec son « management de l'âme », sa *Seelenbehandlung.* Quel portrait-robot nous en a-t-il laissé, de cette âme qui pense (avec Aristote), qui s'objective (avec Lacan), qui se déconstruit (avec Derrida), et qui en fin de compte reste insaisissable, imprévisible et innommable dans ses ressorts comme dans ses visées.
(Coll. Études Psychanalytiques, 22.00 euros, 220 p.)
ISBN : 978-2-343-05290-8, ISBN EBOOK : 978-2-336-36818-4

HOMOPARENTALITÉ (L') MASCULINE ? PRUDENCE !
Marciano Paul
Cet ouvrage propose une analyse novatrice dans la mesure où sont examinés les différents moments évolutifs de l'enfant qui vit au sein d'un couple d'hommes. Et en particulier le rapport au ventre qui ici n'offre pas d'utérus mais uniquement des poches digestives comme pôles d'attraction avec comme conséquence une identification adhésive aux résidus qui y sont contenus. Risquent d'être alors d'être au rendez-vous chez l'enfant une souffrance narcissique, des difficultés cognitives, des éléments dépressifs…
(Coll. Études Psychanalytiques, 10.50 euros, 74 p.)
ISBN : 978-2-343-04514-6, ISBN EBOOK : 978-2-336-36294-6

CRÉATIVITÉ (LA) N'EST PAS UN JEU
Une approche nouvelle de la psychologie du travail
Gibert Michel
Qu'est-ce que la créativité ? Comment se définit-elle ? Comment l'exprimer, l'appliquer pour soi, pour son travail ? Ce livre permet au lecteur d'identifier ses modes de pensée, ses moteurs et de pénétrer dans les différentes phases du processus : de la concentration au travail de l'inconscient et à la réalisation - de l'angoisse au dépassement et à la réussite. Car la créativité est au cœur de toutes les activités humaines.
(Coll. Vivre l'entreprise, série Management et Ressources Humaines, 15.00 euros, 150 p.)
ISBN : 978-2-343-04993-9, ISBN EBOOK : 978-2-336-36360-8

PROJET (LE) PERSONNALISÉ DANS L'ACTION SOCIALE ET MÉDICO-SOCIALE
Conception, démarche et clinique
Brandibas Gilles, Eleta Matthieu - Préface de Frédéric Mazarin
Le projet personnalisé, porté par l'injonction de la loi 2002-2, est véritablement l'opportunité de réunir des professionnels et des usagers autour d'une situation singulière afin de créer les conditions nécessaires à une élaboration partagée mettant un terme à l'omnipotence réelle ou vécue des institutions. Il est une démarche qui permet la rencontre entre le désir d'une équipe et celui de bénéficiaires autour de la convergence de leurs représentations et soutenant la cohérence de leurs actions.
(19.00 euros, 194 p.)
ISBN : 978-2-343-04805-5, ISBN EBOOK : 978-2-336-36391-2

POUR UNE CLINIQUE DU TOXICOMANE ET DE LA TOXICOMANIE
Les Journées de Reims
Le lecteur trouvera ici vingt textes présentés par ordre chronologique de 2000 à 2014. Ce choix procède d'une volonté de faire part, à travers ces récits, du passage du temps. Cette chronique révèle les différentes évolutions des notions, des préoccupations sociales et cliniques ou bien encore les délicates relations entre justice et thérapeutique. Dans le même esprit, nous avons souhaité adjoindre les différents arguments des Journées (2007-2013) qui ont cette double fonction : celle de convier au débat et celle d'imprimer l'actualité de la question de la drogue et de la toxicomanie année par année.
(28.00 euros, 280 p.)
ISBN : 978-2-343-05161-1, ISBN EBOOK : 978-2-336-36414-8

ADLER AVEC FREUD
Repenser le sexuel, l'amour et le souci de soi
Ponnier Jacques
En France l'apport d'Alfred Adler à la psychanalyse a été méconnu. Il est pourtant essentiel et impose des révisions sérieuses à qui refuse le sectarisme. Le présent ouvrage retrace l'évolution de sa relation avec Freud, puis expose ses conceptions métapsychologiques, cliniques et philosophiques. Libido, pulsions du moi, instinct de mort, processus de la cure, tout est à reconsidérer à cette lumière.
(Coll. Études Psychanalytiques, 30.00 euros, 300 p.)
ISBN : 978-2-343-04357-9, ISBN EBOOK : 978-2-336-35990-8

AMBIGUÏTÉ, VIOLENCE ET CIVILITÉ
(re)lire aujourd'hui José Bleger (1923-1972) à Genève
Sous la direction de Marie-Claire Caloz-Tschopp
Ces dix textes interdisciplinaires analysent la notion d'ambiguïté développée par un médecin, psychiatre et psychanalyste argentin, José Bleger (1923-1972). Voici un outil pour explorer l'histoire proche, un autre continent, d'autres expériences, recherches et pour analyser la violence interne et externe et appuyer la résistance, la création sociale dans nos sociétés. Comment connaître l'ambiguïté, l'observer dans les pratiques, les discours d'aujourd'hui, et la travailler ?
(21.00 euros, 208 p.)
ISBN : 978-2-343-04822-2, ISBN EBOOK : 978-2-336-36073-7

DUR (LE) MÉTIER DE PSYCHOLOGUE
Vingt études cliniques
Lorin Claude
«On me demande souvent comment travaille un psychologue des hôpitaux psychiatriques. On se demande aussi de quelle façon s'élaborent les concepts permettant de comprendre les débordements, l'envahissement, chez certains patients, de forces pulsionnelles qui, d'un coup, font voler leur psychisme en éclats.» C'est en partie à cette question que l'auteur a tenté de répondre dans ce livre.
(23.00 euros, 212 p.)
ISBN : 978-2-343-04451-4, ISBN EBOOK : 978-2-336-36077-5

FIGURES DE DEUIL ET CRÉATION
Sous la direction de Catherine Desprats-Péquignot et Céline Masson
Qu'est-ce qui est mobilisé du travail du deuil dans le processus psychique de création ? Qu'il s'agisse d'écriture ou de formation d'images ? Toute création est une recomposition des traces d'un passé fragmenté. Ce sont les montages de la mémoire que nous tentons de comprendre. Faire une œuvre sollicite cette mémoire de temps où les traces ne cessent d'être remaniées, reconfigurant sans cesse le sol historique.
(Coll. L'œuvre et la psyché, 18.00 euros, 182 p.)
ISBN : 978-2-343-04907-6, ISBN EBOOK : 978-2-336-36203-8

L'HARMATTAN ITALIA
Via Degli Artisti 15; 10124 Torino

L'HARMATTAN HONGRIE
Könyvesbolt ; Kossuth L. u. 14-16
1053 Budapest

L'HARMATTAN KINSHASA
185, avenue Nyangwe
Commune de Lingwala
Kinshasa, R.D. Congo
(00243) 998697603 ou (00243) 999229662

L'HARMATTAN CONGO
67, av. E. P. Lumumba
Bât. – Congo Pharmacie (Bib. Nat.)
BP2874 Brazzaville
harmattan.congo@yahoo.fr

L'HARMATTAN GUINÉE
Almamya Rue KA 028, en face
du restaurant Le Cèdre
OKB agency BP 3470 Conakry
(00224) 657 20 85 08 / 664 28 91 96
harmattanguinee@yahoo.fr

L'HARMATTAN MALI
Rue 73, Porte 536, Niamakoro,
Cité Unicef, Bamako
Tél. 00 (223) 20205724 / +(223) 76378082
poudiougopaul@yahoo.fr
pp.harmattan@gmail.com

L'HARMATTAN CAMEROUN
BP 11486
Face à la SNI, immeuble Don Bosco
Yaoundé
(00237) 99 76 61 66
harmattancam@yahoo.fr

L'HARMATTAN CÔTE D'IVOIRE
Résidence Karl / cité des arts
Abidjan-Cocody 03 BP 1588 Abidjan 03
(00225) 05 77 87 31
etien_nda@yahoo.fr

L'HARMATTAN BURKINA
Penou Achille Some
Ouagadougou
(+226) 70 26 88 27

L'HARMATTAN SÉNÉGAL
10 VDN en face Mermoz, après le pont de Fann
BP 45034 Dakar Fann
33 825 98 58 / 33 860 9858
senharmattan@gmail.com / senlibraire@gmail.com
www.harmattansenegal.com

L'HARMATTAN BÉNIN
ISOR-BENIN
01 BP 359 COTONOU-RP
Quartier Gbèdjromèdé,
Rue Agbélenco, Lot 1247 I
Tél : 00 229 21 32 53 79
christian_dablaka123@yahoo.fr

Achevé d'imprimer par Corlet Numérique - 14110 Condé-sur-Noireau
N° d'Imprimeur : 119569 - Dépôt légal : juin 2015 - *Imprimé en France*

www.ingramcontent.com/pod-product-compliance
Lightning Source LLC
LaVergne TN
LVHW021216061026
849535LV00008B/2763
9782343065359